Bernhard Johannes Schmidt

Das
Münchhausen
Stellvertreter Syndrom
als
Gruppenphänomen

Beiträge zur
klinischen Sozialpsychologie

Beiträge zur klinischen Sozialpsychologie
Nr. 7

Bernhard J. Schmidt

Das Münchhausen Stellvertreter Syndrom als Gruppenphänomen

ISBN: 978-3752628456

Herstellung und Verlag:
BoD – Books on Demand, Norderstedt.

Bibliografische Information der Deutschen Nationalbibliothek:
Die Deutsche Nationalbibliothek verzeichnet diese Publikation
in der Deutschen Nationalbibliografie; detaillierte bibliografische
Daten sind im Internet über http://dnb.dnb.de abrufbar.

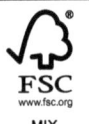

Inhaltsverzeichnis

I. EINLEITUNG

Das Ziel dieses Buches ist ein zweifaches.

Erstens soll, als Teil der Reihe „Beiträge zur klinischen Sozialpsychologie", die Bedeutung und Notwendigkeit einer klinischen Sozialpsychologie aufgezeigt werden. Sowohl durch die Verbreitung von Massenmedien seit Anfang des 20. Jahrhunderts als Form der einseitigen Beeinflussung, als auch durch das Entstehen der Sozialen Medien in den letzten Jahrzehnten als Form der gegenseitigen Einflussnahme, entstehen vielfältige neue Möglichkeiten.

Zum einen Möglichkeiten zur Verwirklichung pathologischer Gruppenprozesse, wovon die Propagande des Nazi-Regimes Beispiel gibt,

zum anderen aber auch die Möglichkeit des Erkennens solcher Prozesse. Dies ermöglicht auch das Wahrnehmen und Analysieren weitergehender Zusammenhänge von psychischen Störungen sowie (diese stabilisierende) Interaktionen zwischen diversen Gruppen.

Auch wird sich zeigen, dass, sobald man die „Individualisierung des Irrationalen" (Schmidt; Ganz 2017) durch die Perspektive der klinischen Sozialpsychologie überwindet, auch die Häufigkeit von Persönlichkeitsstörungen und damit einhergehenden Syndromen wie dem des Münchhausen Stellvertreter Syndroms neu eingeschätzt werden muss.

Der Wechsel von Perspektiven, von „Frames of reference" (West 1981, Schmidt 2018), birgt jedoch immer auch die Gefahr, dass das Kind mit dem Bade ausgeschüttet wird, wie viele Beispiele in der Wissenschaftsgeschichte zeigen.

Das zweite Ziel ist von daher, von Anfang an einen Missbrauch der folgenden Ausführungen zu verhindern.

Es ist nicht das Ziel dieses Buches, Autismus oder das Leiden vieler autistischer Menschen zu leugnen – im Gegenteil. Durch die Darstellung des „Münchhausen Stellvertreter Syndroms als Gruppenphänomen" am Beispiel von Autismus soll gezeigt werden, wie dieses Syndrom über die Organisation in „Selbsthilfe"-Gruppen dazu geführt hat, dass seit einem halben Jahrhundert autistischen Menschen, die „Störungen der sozialen Interaktion" und in der Folge „Störungen der Entwicklung" aufwiesen, wirksame Hilfen und Therapien verweigert wurde. Und statt dessen diese Menschen mit absurden „Therapien" misshandelt wurden und noch werden. Es mag sich also bitte keiner auf dieses Buch berufen, der Autismus generell so darstellen möchte, als wäre Autismus erfunden von Eltern mit Münchhausen Stellvertreter Syndrom.

II. DAS MÜNCHHAUSEN STELLVER-TRETER SYNDROM

Das Münchhausen Stellvertreter Syndrom erscheint in der Fachliteratur unter verschiedenen Bezeichnungen:

- 'Fabricated or Induced Illness by Carers' (FII) [Davis et al. 2019]

- Meadow's syndrome [Warner 1984], benannt nach Roy Meadow [1977]

- Factitious Disorder by Proxy (FDP)
"Whereas "Munchausen by proxy" (or "Munchausen syndrome by proxy") is the better known term for the phenomenon, "factitious disorder by proxy" and "factitious disorder imposed on another" are diagnostic terms being considered for the upcoming edition of the Diagnostic and Statistical Manual of Mental Disorders (DSM-5; Dimsdale et al. 2009)." [Frye; Feldman 2011]

- Munchausen Syndrome by Proxy (MSbP)

Alle diese Bezeichnungen beinhalten zwar leicht unterschiedliche Akzentsetzungen, beschreiben aber zugleich doch das selbe Syndrom.

Übersehen werden sollte aber nicht eine kritische Auseinandersetzung mit der Frage, wer und was im Fokus sowohl der Definition als auch der Beachtung stehen sollte: die Motivation/en des „primary caregiver" als Täter, oder die Folgen für das geschädigte Kind.

"The varied terminology currently used reflects uncertainty as to whether the definition should focus on parental behaviour or motivation, or on the harm to the child. The latter position has been advocated by both RCPCH and the American Academy of Paediatrics 'to reflect emphasis on the child as the victim… rather than on the mental status or motivation of the caregiver who has caused the signs and/or symptoms'." [Davis et al. 2019]

Im weiteren werden zwar in Zitaten die unterschiedlichen Bezeichnungen auftauchen, aber ansonsten wird die Abkürzung „MSbP" für „Munchausen Syndrome by Proxy" verwendet. Und auch wenn die Mutter oder andere „primary caregiver", die dem Kind Schaden zufügen, zum Teil sicher selber Opfer sind, so werden sie im weiteren als „Täter" bezeichnet werden. Dies vor allem wegen des Fokus auf das Kind und dessen Misshandlung.

1   MSbP – Grundlagen

Als Definition soll hier ein Auszug von Frye und Feldman dienen:

"*Factitious disorder by proxy (FDP), historically known
as Munchausen syndrome by proxy, is a diagnosis applied to parents and other caregivers who intentionally
feign, exaggerate, and/or induce illness or injury in a
child to get attention from health professionals and
others.*" [Frye; Feldman 2011]

Dabei tritt das MSbP/FDP nicht nur im klinischen Bereich auf, sondern durchaus auch im erzieherischen und
schulischen.

"*A review of the recent literature and our experience as
consultants indicate clearly that FDP has emerged in
educational settings as well. Variants of educational FDP
include parents of children with real or fabricated physical disabilities who request excessive or unneeded school
health services and parents who request extensive educa-
tion-related evaluations for children who do not demons-
trate any educational need.*" [Frye; Feldman 2011]

Und es kommen als Mittel zum MSbP-Zweck nicht nur physische, sondern auch psychische Störungen sowie eine Kombination vor:

"Neurological and neuropsychiatric presentations including learning difficulty and developmental delay are represented briefly in the literature." [Davis et al. 2019]

und

"DSM-IV-Text Revision (DSM-IV-TR; American Psychiatric Association 2000) includes criteria for factitious disorder that specify three different subtypes—the first with primarily physical symptoms, the second with primarily psychological symptoms, and the third with both psychological and physical symptoms. FDP is included within the residual category of 'factitious disorder not otherwise specified.'" [Frye; Feldman 2011]

Der Täter ist vorwiegend die Mutter des Kindes, die sich als „Expertin" sieht, aber es können auch andere primäre Pflegekräfte (primary caregiver) beteiligt oder hauptverantwortlich sein.

"FII inevitably involves the carer and the child. We use 'carer' to include any primary caregiver. Most cases in-

volve mothers. Fathers or male carers are seldom solely involved. They may collude with or be sidelined by the 'expert' mother." [Davis et al. 2019]

Die Täter stammen in aller Regel aus einem medizinisch/psychologischen Umfeld oder haben sich entsprechendes Wissen angeeignet.

1.1 Motivationen

Auch wenn die Frage nach den Motivationen der Täter nicht im Vordergrund stehen sollte, so sind diese doch für das Verständnis des Syndroms von Bedeutung.

"*There are two different starting points or carer motivations, which are necessary but not sufficient for FII to occur. Both are underpinned by the carer's need for their child to be recognised and treated as ill or more ill or disabled than the child is:*
1. In the first, the child is being used to fulfil the carer's needs and gains.
Rarely the carer shows a callous disregard for the child's suffering.
There are different reasons underpinning the carer's needs. They include:

— Fulfilment of the carer's unmet emotional needs for attention and status, for example in personality disorder.*

— Financial or material gain (eg, disability or carer benefits).*

— Deflecting blame from the carer for parenting difficulties or a child's behavioural problems.

— Maintaining closeness to child.

— Negativity towards/disappointment with the child 'justified' by evidence of disorder in the child.

*More likely to include deception.

2. The second includes a carer's erroneous beliefs, extreme anxiety and concern about the child's state of health, to the detriment of the child. Rarely, these beliefs are delusional or may be associated with a carer's autism spectrum disorder. These motivations rarely lead to deceptive carer behaviour." [Davis et al. 2019]

Bei allem „Verständnis" für die Bedürfnisse der Täter darf jedoch nicht übersehen werden, dass diese zu einer massiven Form von Missbrauch und Misshandlung des Kindes führen.

"The MSbP is a special form of the violence – a parent to gain the attention and compassion of the surrounding is able to make a physical and emotional harm to a child.

16

There also appears the threat of child's life, hospitalization and more over potentially harmful medical activities, not only to healthy children, but also chronically ill." [Majda et al. 2019]

Dabei werden dem Kind von dem Täter oder den Tätern teilweise auch verschiedene gefährliche bis lebensbedrohliche „Behandlungen" zugefügt, um für sich selber Aufmerksamkeit zu erhalten.

"Usually recognized as a form of child maltreatment, the typical motivation for a parent to harm a child in this way is to assume the "sick role" vicariously and get attention and nurturance for being a longsuffering parent of a chronically ill child." [Frye; Feldman 2011]

1.2   Denial of responsibility

Das Grundproblem psychischer Störungen ist ja bekanntlich, dass bei diesen häufig die Krankheitseinsicht fehlt. So ist es auch nicht verwunderlich, dass die Täter beim MSbP sich kaum einer Schuld bewußt sind, ja diese sogar häufig weit von sich weisen. Im Gegenteil kann, wie noch gezeigt werden soll, das Verdrängen von (Mit-) Verantwortung überhaupt erst Ursache für die Ausbildung eines MSbP sein.

17

"Only rarely have mothers readily acknowledged their role in MSBP, though some degree of admission may be likelier in cases in which the alleged abuse is comparatively mild. Eventually, sometimes years after initial confrontation, they make indirect admissions with statements such as, ‚I guess I had a nervous breakdown'. In many cases, the parent does not appear to be consciously lying while offering the denial. Instead, her thinking may best be characterized as ‚quasi-delusional'; that is, while lacking a formal thought disorder, she may come to believe, at least intermittently, that her child has a primary, not induced, illness. In scattered cases, mothers will admit that they must have harmed their children based upon the compelling evidence but that they have no recollection of having behaved in this way; these individuals may have had episodes of authentic dissociation. Other mothers will claim to have induced illness in the child ‚just this one time', allegedly intending only that the staff heighten its vigilance to the child's medical status; in these situations, the mother denies neither the evidence nor her culpability, but instead minimizes the seriousness of the possible consequences of the abuse."
[Feldman 1994]

Die Leugnung der Verantwortung wird systematisch gestärkt. Zum einen durch die falsche Selbstwahrnehmung als Experte, und zum anderen durch die erfolgreiche (!) Täuschung von medizinischem oder psychologischen Personal. Durch die Zustimmung von Ärzten und Psychologen wird der Täter im eigenen Verhalten bestärkt. Die erfolgreiche Täuschung der Ärzte und Psychologen als auch von sich selber verstärken sich gegenseitig. Je mehr die Selbsttäuschung bezüglich der Schädigung des Kindes und der dahinter liegenden Motive gelingt, umso besser kann man wiederum Ärzte und Psychologen täuschen … wodurch eine stärkere Sicherheit bei der Selbst- und Fremdtäuschung erzielt wird.

Wollte man das MSbP einer Persönlichkeitsstörung zuordnen, so böte sich die Narzisstische Persönlichkeitsstörung an. Das Bedürfnis nach Aufmerksamkeit und Selbstbestätigung, das fehlende Unrechtsempfinden, und die auch häufig auftretende Mythomanie, die sich durch das Erfinden oder Übertreiben von Krankheiten zeigt, deuten alle auf diese Persönlichkeitsstörung als dem MSbP zugrundeliegende Persönlichkeitsstörung.
Hinzu kommen die Verweigerung und Unfähigkeit, die Realität allgemein, und somit auch Kompetenzunterschiede wahrzunehmen, verbunden mit dem Bedürfnis nach Wirkmächtigkeit.
Siehe hierzu auch Schmidt, B.; Ganz, A. (2017) „*Symbiotischer Narzissmus als Gruppenphänomen*“.

III. GRUPPENPHÄNOMENE

Für das Verständnis von „MSbP als Gruppenphänomen",
ist neben der Kenntnis der Grundlagen des MSbP auch
die Betrachtung der Eigenschaften von Gruppen notwendig.

1   Gruppeneigenschaften allgemein

Gruppen in ihren verschiedensten Ausprägungen und mit
unterschiedlichsten Eigenschaften bestimmen unser Zu-
sammenleben. Nur der Einsiedler existiert – zumindest
weitgehend – ohne Gruppenaktivitäten.
Gruppen ermöglichen es dem Einzelnen, im Verbund mit
anderen seine Interessen und Ziele zu verwirklichen.
Der Mensch ist, auch wenn wir uns nicht unbedingt so
wahrnehmen, kein „Wir-loses Ich" (Norbert Elias), sondern ein „Rudel-Tier".
Von der Familie als Kerngruppe bis hin zur Pflege- und
Sterbeversicherung, ist der Mensch abhängig von der
Zugehörigkeit zu Gruppen.
Gruppen kommen in verschiedensten Arten, mit unterschiedlichsten Zielen, sowohl als Geheimbünde als auch
als öffentliche Organisationen vor. Die unterschiedlichen

Bedürfnisse und Interessen von Menschen finden ihre Abbildung in entsprechenden Gruppen.

Die Komplexität der Einflüsse und Wechselwirkungen zwischen Individuum und Gruppen werden u.a. kompetent und umfangreich dargestellt in M. Wetherell (1996). Hier sollen nur kurz die für das Thema relevanten Eigenschaften von Gruppen angesprochen werden.

2 Vorteile von Gruppen

Die Gruppe bietet dem Individuum etliche, häufig unverzichtbare Vorteile. Ja, ohne Gruppen und Gruppenzugehörigkeit könnten Menschen überhaupt nicht leben und überleben.

Durch Gruppenzugehörigkeit wird Identität erzeugt, Verhalten determiniert, Kultur und Sprache entwickelt und weitergegeben …

2.1 Dauer des Bestehens

Innerhalb von Gruppen werden Verhaltensweisen und Normen entwickelt, bewahrt und tradiert. Ohne Gruppen würden die vom Individuum gemachten Erfahrungen und Entdeckungen mit dem Tod verloren gehen.

Durch Gruppen wird ein „Überleben" von Wissen und Traditionen über den Tod hinaus gesichert. Ein Beispiel für die Langlebigkeit von Gruppen ist die katholische Kirche.

2.2 Einfluss / Interessenvertretung

Gruppen haben aber nicht nur eine Innenwirkung, also zwischen der Gruppe als solcher und ihren Mitgliedern als Individuen, sondern häufig auch eine Außenwirkung. Über die Gruppe kann das Individuum seine Interessen überhaupt erst effizient vertreten.

2.3 Verhältnis ändert sich

Durch die Zugehörigkeit zu einer Gruppe steht der Mensch nicht mehr als Individuum allein einer Gruppe entgegen, sei dies eine andere Gruppe auf gleicher Ebene oder eine Behörde, Regierung etc.
Er tritt als Teil einer Gruppe, mit dem Rückhalt und Schutz dieser Gruppe, anderen Gruppen gegenüber.

2.4 Schutz des Einzelnen

Die Gruppe bietet dem Einzelnen Schutz gegenüber anderen Individuen, aber vor allem auch gegenüber anderen Gruppen.

2.5   Nicht im Verborgenen

Als Einzelner erreicht man nur selten öffentliche Aufmerksamkeit. Mit der Größe der Gruppe steigt jedoch
auch die Wahrnehmung durch die Öffentlichkeit. Und
umgekehrt steigt mit der öffentlichen, medialen Wahrnehmung häufig auch die Größe der Gruppe.

2.6   Nicht nur gegen Experten

Durch die Gruppenzugehörigkeit steht das Individuum
nicht mehr in einer Unterordnung den Experten gegenüber. Die Gruppe wird zum „Meta-Experten", an dessen
Expertentum das Mitglied anteil hat, wird als Mitglied
selber zum Quasi-Experten. Siehe auch Charles K. West
(1981) *„The social and psychological distortion of information."*

3   Negative Eigenschaften

Menschen leben in einem ständigen Spannungsverhältnis
zwischen „Ich" und „Wir", zwischen Individualität und
Gruppenzugehörigkeit.
Diese Spannungen und Versuche ihnen Herr zu werden,
zeigen sich beispielhaft auf der einen Seite bei direkten

und indirekten Zwangsmitgliedschaften. Und auf der anderen Seite anhand der hohen Hürden bei einem Parteiausschluss.

Bei den Zwangsmitgliedschaften kann man unterscheiden zwischen solchen, bei denen die Mitgliedschaft

- in einer bestimmten Gruppe Pflicht ist, z.B. IHK, BG, GEZ, …
- zwar Pflicht ist, aber die Auswahl frei bleibt, z.B. Kfz-Versicherung, Krankenversicherung …
- zwar freiwillig, aber auf eine Gruppe beschränkt ist, da es keine Alternativen gibt.

Gehen in diesem Spannungsverhältnis Maß und Mitte verloren, kommt es also zu einer ausgeprägten Einseitigkeit, dann sind negative Eigenschaften die Folge.

Und auch wenn der normale Widerstreit zwischen den von Gruppen vertretenen verschiedenen Interessen, Ansichten und Überzeugungen eskalieren, resultieren daraus negative Folgen. Die Inquisition ist hierfür ein Beispiel.

3.1 Hoher Konformitätsdruck

Das Entstehen und Bestehen von Gruppen setzt Konformität und auch einen gewissen Konformitätsdruck voraus. Die eingeforderte Konformität kann sich dabei auf ein gemeinsames Interesse, wie z.B. das Züchten von Zierfischen, beschränken. Innerhalb dieses gemeinsamen

Interesses wird aber ein freier Austausch von Informationen angestrebt. Am anderen Ende der Skala befinden sich Gruppen, die die Konformität mit einem strikten Dogma einfordern. Diese finden sich u.a. in extremen politischen Positionen, Weltanschauungen …

Zu welch verheerenden Folgen Konformitätsdruck innerhalb von Gruppen führen kann, hat Irving Janis in seinen Veröffentlichungen zum „Group think" beispielhaft beschrieben.

3.2 Einseitige Informationen

Die Gruppenmitglieder erhalten nur noch die mit den Gruppenzielen konforme Informationen. Der individuelle „confirmation bias" wird institutionalisiert – sei es bewusst oder unbewusst.

Der Gruppenmeinung widersprechende Informationen werden entweder unterdrückt oder zum Beispiel als „fake news" diskreditiert. So entstehen „communities of ignorance" (Schmidt 2019).

3.3 Verfälschung von Informationen

Um die Gruppenpositionen zu festigen und zu rechtfertigen, werden Informationen bewusst oder unbewusst ge-

fälscht oder verfälscht. Der indiviuelle „self serving bias"
wird expandiert und institutionalisiert.

3.4 Experten ohne Expertise

Es entstehen Pseudo-Experten, deren Kompetenz aufgrund ihrer Gruppenzugehörigkeit vermutet, aber nicht
vorhanden ist. Fehlende Expertise wird durch Gruppenzugehörigkeit und einem entsprechenden Status innerhalb
der Gruppe ersetzt. Siehe auch Charles K. West (1981).

3.5 Vermischung von Interessen

Bei einem großen deutschen Automobilclub sind wohl
die Interessen der meisten Mitglieder die inkludierte Pan-
nenhilfe, geldwerte Vorteile etc.
Und doch vertritt dieser Club auch sehr einflussreich und
umfangreich politische und kommerzielle Positionen, die
nicht unbedingt von allen Mitglieder geteilt werden.
Mit der Größe einer Gruppe sinkt zudem der Einfluss des
einzelnen Mitglieds auf die Gruppe, weshalb solchen
Entwicklungen kaum etwas entgegen zu setzen ist.
Die Vermischung von Interessen ist dort besonders groß,
wenn vorgeblich nicht die eigenen, sondern die Interessen anderer stellvertretend durchgesetzt werden sollen,
wie es zum Beispiel über Jahrzehnte bei der Entwick-

lungshilfe der Fall war. Hier findet man, wie auch bei der Behindertenhilfe, häufig eine paternalistische Bevormundung, die vor allem die diversen eigenen Interessen weitgehend verbirgt. Gruppen, die als Stellvertreter vermeintlich die Interessen anderer vertreten, sollten immer mit Skepsis betrachtet werden.

3.6   Missionierung

Nur wenige Gruppen haben einen Missionierungs-Drang. Dieser beruht in aller Regel auf einem Dogmatismus als Gruppeninhalt, in Verbindung mit einer Ideologisierung als „exklusivem Heilsversprechen" (Schmidt; Ganz 2017). Ziel der Missionierung ist nicht nur die Verbreitung der eigenen Dogmen, sondern zwangsläufig auch zugleich die Unterdrückung anderer Meinungen und Gruppen.

4   Gruppen mit pathologischen Zielen

Zu den vielfältigen Möglichkeiten der Gruppenbildung und Ausbildung von Gruppenstrukturen zählt auch die Kombination aus individuellen pathologischen Persönlichkeitsmerkmalen mit negativen Gruppenmerkmalen. Menschen mit pathologischen Persönlichkeitsmerkmalen finden sich zusammen in Sekten, rassistischen Gruppierungen ... die offensichtlich viele, wenn nicht alle der genannten negativen Gruppeneigenschaften aufweisen.

Daneben gibt es Gruppen, die unter dem Deckmantel humanitärer Hilfe, als Stellvertreter für andere, ihre persönlichen, bewussten wie auch unbewussten, Interessen und Psychopathologien vertreten (siehe auch: Schmidt, B. J.; Ganz, A. 2017 „Symbiotischer Narzissmus als Gruppenphänomen").

Das Münchhausen Stellvertreter Syndrom ist aufgrund der beteiligten Motivationen der Täter, wie Aufmerksamkeit, Selbstrechtfertigung, Pseudo-Expertenschaft, Informationsunterdrückung und Informationsfälschung, ... maximal kompatibel mit entsprechenden negativen Gruppenstrukturen.

IV. MSBP ALS GRUPPENPHÄNOMEN

Beim „MSbP als Gruppenphänomen" befinden wir uns im Bereich von (Selbst-) Hilfegruppen von Eltern, die real oder vorgetäuscht die Interessen ihrer Kinder als deren Stellvertreter durchzusetzen versuchen.

Es sei ausdrücklich darauf hingewiesen, dass der übergroße Teil von Eltern-Gruppen die positiven Möglichkeiten nutzen, also Aufmerksamkeit, Einfluss etc., um ihren Kindern zu helfen und deren Situation zu verbessern. Diese Gruppen sind nicht nur für die betroffenen Kinder, sondern für die Gesellschaft insgesamt von höchster Bedeutung. In diesen Gruppen findet man einen „konstruktiv-(selbst)kritischen Diskurs", im Unterschied zu einem „narzisstisch-destruktiven" (Schmidt; Ganz 2017). Letzteren wird man dagegen in MSbP-Gruppen finden.

Ist mittels der klinischen Sozialpsychologie erst einmal der „Gestaltwechsel" von MSbP als individuellem Syndrom hin zum Gruppenphänomen gelungen, dann wird sofort einsichtig, dass alle Eigenschaften von Gruppen, inklusive der negativen, zur Umsetzung verwendet werden. Also sowohl zur Erzeugung von Aufmerksamkeit zur Befriedigung narzisstischer Bedürfnisse, als auch zur

Erfindung, Induzierung oder Übertreibung von Krankheiten der Kinder.

Die negativen Eigenschaften von Gruppen wie Dogmatisierung, Einschränkung und Verfälschung von Informationen, Missionierung … werden auf der anderen Seite zur Täuschung anderer „Caregiver" sowie der Öffentlichkeit verwendet.

Auf der anderen Seite werden durch die Analyse dieser Gruppen neue Perspektiven eröffnet, denn es muss ja in der Folge der Gruppenbildung nicht mehr nur der individuelle Arzt oder Psychologe getäuscht werden, sondern die Wissenschaft und auch Therapieeinrichtungen insgesamt. Dies führt notwendig zur Ausbildung komplementärer Gruppen in diesen Bereichen, also in Wissenschaft und Therapie, die das MSbP-Gruppensystem zumindest ergänzend festigen. Aber es wird auch deutlich, dass nicht mehr nur den eigenen Kindern vorwiegend durch die Mütter Schaden zugefügt wird, sondern auch anderen Familien und ihren autistischen Kindern durch die MSbP-Gruppierungen und ihre komplementären Strukturen.

Und es wird sichtbar, dass das MSbP nicht so selten vorkommt, wie bisher angenommen wurde.

"Although falsified medical conditions are difficult to recognize and treat, falsified conditions occurring in other settings, such as schools or mental health settings, are equally or even more complicated to address."
[Schreier et al. 2018]

1 Vulnerabilität ./. Krankheit

Anhand eines Beispiels soll kurz der Unterschied zwischen einer Vulnerabilität und einer Krankheit dargestellt werden.

Die genetische Variante einer Kombination aus rot-blondem Haar und einem hellen Teint ist prinzipiell erst einmal eine Anpassung an eine geringe Sonneneinstrahlung. So wird dem Körper auch bei wenig Sonneneinstrahlung die Produktion entsprechender Vitamine ermöglicht.

In einer Umgebung mit hoher Sonneneinstrahlung wird jedoch diese Anpassung zu einer Vulnerabilität für die Entwicklung eines Sonnenbrands.

Treten Sonnenbrände bei einem Menschen häufiger auf, so führt dies wiederum zu einem erhöhten Hautkrebs-Risiko. Wobei Hautkrebs dann eine Krankheit ist.

Würde man diese Zusammenhänge nicht kennen, so könnte man gut eine Krankheit erfinden. Da sowohl Häufigkeit und Schwere der Sonnenbrände, als auch die Häufigkeit des Auftretens von Hautkrebs sehr unterschiedlich sind, nennt man diese erfundene Krankheit dann „Sonnenbrand Hautkrebs Spektrum Störung".

Im Bereich der „Autismus Spektrum Störung" war in den 1960er Jahren der ursächliche Zusammenhang unbekannt zwischen Autismus als Vulnerabilität (siehe Anhang), der daraus resultierenden hohen Wahrscheinlichkeit einer „Störung der sozialen Interaktion", welche wiederum zu verschiedenen „tiefgreifenden Entwicklungsstörungen" führen konnte.

Diese Entwicklungsstörungen können wiederum zu einer weiteren Störung der sozialen Interaktion führen, wenn z.B. das Sprechen nicht gelernt wird. Dies kann dann zu weiteren Störungen der Entwicklung führen.

So war Autismus besonders gut geeignet zur Erfindung einer angeborenen, unheilbaren Krankheit.

2   Autismus – die erfundene Krankheit

Autismus wurde in den 1970er Jahren als Krankheit (im Unterschied zu der real vorhandenen Vulnerabilität), vor allem von Menschen „erfunden", die zugleich Eltern autistischer Kinder und Psychologen waren (Rimland, Wing). Diese mussten, zumal damals Autismus als Diagnose sehr selten war, nur sich selber täuschen – in der Doppelrolle als Eltern und Wissenschaftler zugleich.

Auch in der Folgezeit waren es häufig Eltern in dieser Doppelrolle, die negativ richtungsweisend waren. Das in Kapitel VI.2.1 beschriebene DAN!-Projekt (*Defeat autism now!*) ist hierfür ein Beispiel.

In mehrfacher Hinsicht war Autismus besonders gut „geeignet" für MSbP.

Zum einen war damals die Aetiologie der auftretenden Störungen, sowohl im Bereich der sozialen Interaktion als auch der Entwicklung, nicht bekannt. Die Grundlagen hierzu waren im Bereich der Sozialpsychologie noch nicht vorhanden (Schmidt 2020).

„The carer may report a named diagnosis even when this has not been confirmed. Examples include diagnoses that are difficult to confirm or have disputed aetiology ..."
[Davis et al. 2019]

Zum anderen sind (teilweise im Ansatz schon vorhandene) Störungen psychischer Natur prinzipiell wesentlich besser für das MSbP „geeignet".

"..., learning, developmental, behavioral, and psychiatric problems are even easier to exaggerate, simulate, exacerbate, coach, and induce than most physical symptoms and disability due to the heavy reliance on caregiver report for diagnosis. Caregiver reports may be the

only source of information in diagnostic situations in which there are few objective diagnostic tests and the presenting problem is episodic in nature. Thus, mental health clinicians are urged not to prematurely dismiss warning signs (APSAC Taskforce, 2018)."
[Schreier et al. 2018]

Und das sowohl im Bereich der Übertreibung als auch Erzeugung von Symptomen.

"There may be an insistent quest for a diagnosis. The carer may limit the child's daily activities including school attendance. By focusing on the child's ill-health, the carer will, sometimes inadvertently, convey this to the child who may become increasingly anxious about, or come to believe in their own ill-health. This direct harm to the child is a form of emotional abuse. Indirect harm is caused by the involvement of doctors." [Davis et al. 2019]

Durch die negative Kategorisierung des Kindes durch die Behauptung, dass es psychisch krank ist, wird das Verhalten und damit auch die Entwicklung des Kindes negativ beeinflusst, und so können psychische Störungen im Sinne einer „selbsterfüllenden Diagnose" überhaupt erst erzeugt werden.

3   Entstehung des Dogmen-Systems

Die Entstehung sowohl des „Autismus als unheilbare Krankheit" Dogmen-Systems, als auch der entsprechenden MSbP-Gruppen, sowie die Wechselwirkungen zwischen beiden Bereichen, lässt sich gut sowohl zeitlich wie auch geographisch einordnen (siehe auch: Schmidt 2020).

GB   1962: Gründung „National Autistic Society"

USA   Rimland, B. (1964): Infantile Autism

USA   1965 Autism Society of America (ASA) (formerly called "National Society for Autistic Children")
was founded by Bernard Rimland and Ivar Lovaas

GB   Wing, J. K. (1966): Early childhood autism. Clinical, educational and social aspects. [1st ed.].

USA   1967 Autism Research Institute (ARI) was founded by Bernard Rimland

GB   Wing, L. (1976): Early childhood autism. Clinical, educational and social aspects. [2nd ed.]

Zumindest bis 1966, dem Erscheinungsjahr der ersten Ausgabe von Wing *„Early Childhood Autism"*, wird, und das nicht nur in England ein offener, hilfsorientierter Austausch bezüglich Autismus und gepflegt.

In den USA kommt es durch

- die Veröffentlichung von Rimland (1964),
- der Gründung der ASA (1965) durch Rimland und Lovaas,
- sowie der ARI (1967),
- einhergehend mit der Erfindung des „Kühl-schrankmutter-Mythos" (Schmidt 2017b)
- sowie eines „Parent blaming" (Schmidt 2020),

zu einer Dogmatisierung und gleichzeitigen Ausbildung von MSbP-Gruppen.

Unter dem Einfluss der Entwicklung in den USA folgt man anschließend auch in England, wie in der zweiten Ausgabe von Wing (1976) nachweisbar, einer dogmatischen Haltung gegenüber Autismus (Schmidt 2020). Das damals etablierte Dogmen-System erfüllt nicht nur alle Kriterien eines kollektiven MSbB, sondern beherrscht bis heute sowohl Forschung/Theorie (Schmidt 2016, 2020) als auch Praxis/Therapie (Schmidt 2017a) im Autismus-Bereich.

V. EXKURS: DIE MACHT DER ORGANISATION

Die Bedeutung und Notwendigkeit der klinischen Sozialpsychologie wird deutlich, wenn die Kombination aus pathologischem Verhalten und Gruppenstrukturen untersucht werden soll.

Hier hervorzuheben ist eine besondere Form der Gruppe, die Organisation.

Bilden sich Gruppen normalerweise, wie die Sozialpsychologie zeigt, unbewusst mittels Anpassung und Imitation aus, so ist dies bei Organisationen anders.

Hier wird systematisch und auf rationaler Basis eine Gruppenstruktur aufgebaut, auch wenn diese durchaus durch unbewusste Elemente beeinflusst sein kann (Wetherell 1996).

Wird nun pathologisches, irrationales Verhalten in einer Organisation institutionalisiert, dann wird ein pathologisch-irrationaler Inhalt in eine systematische, rationale Form gebracht.

In der Folge kommt es bei Betrachtern zu einer „kognitiven Dissonanz" (Festinger), da das Pathologisch-Irrationale des Inhalts mit den rationalen Elementen der Form in Einklang gebracht werden muss.

Das Bemühen um Lösung der Dissonanz wird in den meisten Fällen dazu führen, dass der pathologisch-irrationale Inhalt nicht wahrgenommen wird, der außerhalb des Kontextes der rationalen Organisation sofort wahrgenommen würde.

Zum Beispiel, dass Kindern dogmatisch eine Entwicklungsmöglichkeit abgesprochen wird, obwohl die Entwicklungsfähigkeit von Menschen grundsätzlich erst mit dem (Hirn-) Tod endet.

Die Kombination aus pathologisch-irrationalem Verhalten und rationaler Organisation geht notwendiger Weise mit einer Dogmatisierung der Inhalte einher.

VI. MSBP IN DER AUTISMUS „THEORIE" UND „THERAPIE"

Sowohl Gruppen allgemein, als auch die Sonderform der Organisationen, sind dynamische Gebilde. Diese entstehen, entwickeln sich, und vergehen.

Die Eigenschaften einer Gruppe oder Organisation sind also nur unter einer entwicklungsdynamischen Perspektive analysierbar. So auch bei organisierten Formen von MSbP, zum Beispiel im Autismusbereich.

Die Struktur des Dogmen-Systems im Bereich Autismus wurde unter der Perspektive der Wissenschaftspsychologie in Schmidt (2020) bereits ausführlich dargestellt.

Hier soll die Dogmatisierung der MSbP-Symptome betrachtet werden.

1   Leugnung der Verantwortung

Am Anfang stand das Buch „*Infantile Autism*" von Rimland (1964). In diesem geht es vor allem darum, eine Verantwortung der Eltern an den Verhaltens- und Entwicklungsstörungen autistischer Kinder auszuschließen.

Hierzu wurde durch Rimland auf der einen Seite die Möglichkeit einer „psychogenen" Ursache, sowohl primärer als auch sekundärer Art, abgelehnt. Zugleich wurde

39

von Rimland umfassend über genetische wie auch biochemische Ursachen spekuliert.

2   Chronische Krankheit

Zur Leugnung der Verantwortung an der Ausbildung und
Behandlung der Verhaltens- und Entwicklungsstörungen
autistischer Kinder wurde Autismus als rein genetisch
oder biochemisch verursachte Krankheit dogmatisiert, die
durch psychotherapeutische Interventionen nicht beein-
flussbar ist.

So wurde – als Folge der Leugnung der Verantwortung –
eine „chronische Krankheit" produziert, die es Eltern er-
möglichte, die Rolle des sich aufopfernden Helfers eines
unheilbaren Kindes zu übernehmen.

*"Usually recognized as a form of child maltreatment, the
typical motivation for a parent to harm a child in this
way is to assume the "sick role" vicariously and get attention and nurturance for being a longsuffering parent
of a chronically ill child."*
[Frye; Feldman 2011]

Diese letztlich durch Rimland erschaffene Rolle war für
eine genügend große Anzahl von Eltern offensichtlich so
attraktiv, dass es kurz nach der Veröffentlichung des

Buches von Rimland (1964), zur Gründung der ASA
(1965) durch Lovaas und Rimland kam.

3 Immunisierung und Diskreditierung

Erst durch die ASA kam es zu einer Immunisierung
sowohl der Eltern als auch des Krankheits-Dogmas.
Durch die Erfindung des „Kühlschrankmutter-Mythos"
(Schmidt 2017b) und des ungerechtfertigten Vorwurfs
eines "Blaming the parents" (Schmidt 2020) gegenüber
der Wissenschaft, wurde nicht nur das Dogma gegenüber
Kritik immunisiert, sondern gleichzeitig wurde die Wissenschaft im allgemeinen, und sozial- und entwicklungs-
psychologische Ansätze im besonderen diskreditiert.
In der Folge erklärten sich Eltern zu den eigentlichen
Experten und erlangten darüber die Deutungshoheit.

*"FII inevitably involves the carer and the child. We use
'carer' to include any primary caregiver. Most cases in-
volve mothers. Fathers or male carers are seldom solely
involved. They may collude with or be sidelined by the
'expert' mother."* [Davis et al. 2019]

Über entsprechende Organisationen haben Eltern bis heute, also ein halbes Jahrhundert, die Forschungsrichtungen
und „Therapie"-Angebote dominiert. Diese „Therapien"

sind, wie noch dargelegt werden wird, hochgradig organisierte Formen von MSbP, von Kindesmissbrauch und Kindesmisshandlung.

4   Finanzierung und Ignorierung

Als organisierte Gruppen war es möglich, hohe Geldbeträge zu sammeln, mit denen sowohl
- Lobby-Arbeit,
- Öffentlichkeitskampagnen,
- als auch Forschung (z.B. durch das von Rimland 1967 gegründete ARI) finanziert wurden.

Zum einen wurde so das Bedürfnis nach Aufmerksamkeit befriedigt, zum anderen aber hat es auch dazu geführt, dass die Forschung im Autismus-Bereich mit finanziellen Mitteln weit überdurchschnittlich ausgestattet war und ist. In der Folge kam es zu einer sehr großen Menge an Forschungsprojekten und Publikationen, aber
- ohne Ergebnisse, weil
- nur im Sinne der Elternorganisationen,
- also nur im Bereich von Genetik und Biochemie

„Bishop (2010) reported that autism prevalence and severity are comparable to those of Down syndrome, yet funding autism is six times the amount allocated to study Down syndrome. Bishop also noted, 'the slope showing

increase of NIH funding over time is dramatically higher than for any other condition. It seems likely that government initiatives play a large role in explaining the extraordinary rise of publications in autism'."
[Waterhouse 2013]

Und zu recht kritisiert Waterhouse, dass die Menge an Publikationen die Erkenntnisse über Autismus nicht fördert – sondern im Gegenteil behindert. Unter der Perspektive von MSbP als Gruppenphänomen sollte man von einer bewussten Verhinderung ausgehen.
Die Autismus-Forschung ist wohl eine der am besten finanziell und damit auch personell ausgestatteten – und gleichzeitig erfolglosesten.

4.1   Ignorierung von alternativen Theorien und Therapien

Die Organisationen wie ASA, Autism Speaks und auch autismus Deutschland verfolgten zudem konsequent das Ziel, dass alternative Ansätze, sowohl in der Theorie als auch Therapie, ignoriert, verdrängt und diskreditiert wurden. Wie in Schmidt (2020) dargestellt, finden sich in der zweiten Ausgabe von Wing „*Early childhood autism*" (1976) die meisten der damals vorhandenen alternativen

Ansätze, sowohl im Bereich von Therapie als auch Forschung.

Aber auch heute noch werden alle „psychogenen" Theorien und Therapien ignoriert oder diskreditiert. Es gibt keinen konstruktiv-(selbst)kritischen Diskurs, sondern es herrscht eine narzisstisch-destruktive Kommunikation (siehe Schmidt 2016, 2017a).

Alles ist möglich – solange es den Kinder schadet oder zumindest nicht hilft.

5 Separierung

Der „Erfolg" der Kombination aus pathologischem Verhalten mit dogmatisch abgesicherten Eltern-Organisationen, ist die Trennung der Autismus-Forschung und -Therapie von der Psychologie. Autismus existiert als eigener Bereich, auf den die Erkentnisse der Entwicklungs- und Sozialpsychologie laut Dogma nicht anzuwenden sind, und somit auch nicht angewendet werden.

Löst man die Annahmen aus dem Dogmen-System der Elternorganisationen heraus, und betrachtet sie im normalen Kontext der Psychologie, überwindet man also die „Macht der Organisation" (Exkurs Kapitel V), dann werden die pathologischen Eigenschaften sofort sichtbar.

6   Fehlende valide Diagnose

Nach dem bisher dargelegten Punkten mag es nicht mehr
verwundern, dass es bis heute keine valide Diagnose gibt
(Waterhouse 2016).
Aber genau dieses Fehlen einer Diagnose öffnet Tür und
Tor, nicht nur für Pseudo-Diagnosen in Form einer S3-
Leitlinie der DGKJP et al. (Vllasaliu 2016).
Es wird auch Eltern ermöglicht, alle möglichen Verhal-
tens- und Entwicklungs-Störungen der Kinder mit der
„Diagnose" Autismus zu versehen.

*"Symptoms reported may include challenging behaviour,
autistic traits, pain, allergies, epileptic fits or
gastrointestinal problems including feeding difficulties,
abdominal pain and constipation. The carer may report a
named diagnosis even when this has not been confirmed.
Examples include diagnoses that are difficult to confirm
or have disputed aetiology ..."*
[Davis et al. 2019]

Und zugleich dient das Fehlen einer validen Diagnose
dazu, das „Unheilbarkeits-Dogma" zu verteidigen.
Denn Kindern, die ihre autistischen Symptome weitgehend verloren haben (durch das Wiederherstellen der

sozialen Interaktion und damit der Entwicklung), wurde und wird Autismus nachträglich abgesprochen.

Autismus gilt dogmatisch als unheilbar. Wer also geheilt wird, kann folglich kein Autist sein.

VII. FORMEN VON MISSHANDLUNG

Geht man von einer vorhandenen „Störung der sozialen Interaktion" und einer „tiefgreifenden Entwicklungsstörung" als initial vorhanden aus, so kann man prinzipiell zwei Formen von Misshandlung unterscheiden – Tun und Unterlassen. Im Bereich Autismus kann man das Tun zudem unterscheiden in nicht indizierte und kontraindizierte Interventionen.

Die nicht indizierten haben zwar auch teils massive „Nebenwirkungen", aber die kontraindizierten verursachen überhaupt erst weitere Symptome oder verschlimmern vorhandene.

Alle drei Formen, also Unterlassen, nicht indizierte als auch kontraindizierte Interventionen, sind als Kindesmisshandlung anzusehen.

Motivaiton der Täter, sowohl beim Unterlassen als auch bei kontra- oder nicht indizierten Therapien, ist zumindest die Fixierung, wenn nicht sogar Verschlechterung des Zustands des Kindes.

"Some victims have genuine conditions and impairments that are intentionally exaggerated, undertreated, or exacerbated by the abuser. In such cases, symptoms may be

exaggerated or medication may be withheld to give the impression of a treatment resistant problem."
[Schreier et al. 2018]

Es wird nicht verwundern, dass sich alle drei genannten Formen der Misshandlung nicht nur bei Autismus-Organisationen finden lassen, sondern diese dominieren.

1   Unterlassen

Eine wesentliche Komponente des Unterlassens von Hilfeleistungen für die in ihrer sozialen Interaktion und Entwicklung gestörten Kinder, ist das Ignorieren des Leidens dieser Kinder. Und dass sich diese Leiden unbehandelt bis ins Erwachsenenalter hinein fortsetzen können.

„Der heutige gesellschaftliche Stand zeichnet ein alarmierendes Bild für Autisten:
- eine niedrige gesundheitsbezogene Lebensqualität
- ein hohes Risiko, Opfer von Mobbing, Ausbeutung u./o. Gewalt zu werden
- ein hohes Risiko für körperliche und psychische Erkrankungen
- ein stark erhöhtes Risiko eines frühen Todes
- ein hohes Risiko, einen Suizid zu begehen
Und speziell im Bereich Sexualität und Partnerschaft:

- ein hohes Risiko, Opfer physischen oder sexuellen Missbrauchs zu werden" [Schmidt, et al. 2017]

Auf der Basis des Ignorierens kommt es dann zu einer Glorifizierung der Vulnerabilität von Autisten als Besonderheit, als „Neurodiversity".
Diese wird propagiert sowohl von Eltern über Bücher und Blogs, Vereine von Autisten, zum Beispiel „Aspies e.V.", als auch Wissenschaftlern und Journalisten unter Buchtiteln wie *„Uniquely human*" (Prizant; Meyer), *„Neurotribes*" (Silberman), sowie diversen Büchern von Theunissen zum Thema „Empowerment" …
Die Folge ist die Verhinderung von wirksamer Hilfe.

"… the carer's behaviour is compounding the problems by insisting on continued investigations and a quest for a diagnosis instead of supporting a rehabilitative approach to restore the child to optimal functioning. These children's lives may be unnecessarily restricted to an extreme degree as a result of reported medical symptoms, alongside a remarkable lack of objective medical evidence of illness." [Davis et al. 2019]

Die Neurodiversitäts-Bewegung fordert, Autisten in ihrer „Einzigartigkeit" zu akzeptieren, anstatt ihnen durch Hilfen, wie sie zum Beispiel „kindzentrierte Programme"

bieten, ein selbstbestimmtes und gesundes Leben zu ermöglichen.

2 Biochemische „Interventionen"

Das von Rimland initialisierte Autismus-Dogma schließt
nur „psychogene" Ursachen und psychotherapeutische
Interventionen aus, lässt aber allen anderen Ideen von
vermeintlich wirksamen Therapien freien Raum, ja
begünstigt diese sogar.

So ist es nicht verwunderlich, dass die – auch allgemein
in der individuellen Form von MSbP zu findenden – biochemischen „Behandlungen", von Diäten bis hin zu Ver-
giftungen (z.B. mittels der stark ätzenden Substanz
MMS, dem „Miracle Mineral Supplement") auftreten.

*"We present 17 children from 11 families with the allergic
form of Meadow's syndrome.*
*In all cases their mothers believed that they had severe
disease due to allergies-in 16 cases to foods and in one
to house dust mite. The maternal obsession with allergen
avoidance resulted in bizarre diets and life styles. Most
mothers were articulate and middle class, and many had
marital problems (three single parents). They had a lim-
pet-like attachment to their child and insisted on many
medical consultations. Management proved very difficult*

*and despite careful exclusion of allergic disease, many
remained on diets and failed allergy clinic follow up. In
most cases the obsession with allergy had been initiated
by doctors."* [Warner 1984]

Alle Formen von Misshandlung durch biochemische Be-
handlungen finden sich auch heute noch in einer aus-
ufernden Literatur zur „Heilung" von Autismus durch
- Diäten
- Ausleitung von Schadstoffen aus Umwelt oder Impfung
- Behandlung mit Wundermitteln wie MMS
- ...

Die Grundlagen hierfür wurden bereits durch Rimlands
Buch (1964) gelegt, und durch das durch Rimland gegründete ARI (in Form des „Defeat Autism Now!" Pro-
jekts) gefestigt, publiziert und propagiert.

2.1   DAN! als Beispiel biochemischer "Therapien"

Das DAN!-Projekt ist ein erschreckendes Beispiel einer
durch Eltern organisierten, kollektiven und über Jahre
betriebenen Misshandlung der Kinder.
Die Zahl der in 2009 von ARI genannten Zahl beteiligter
Eltern ist erschreckend!

„In 2009, ARI reported that data had been collected from more than 27,000 parents ..." [Barrett 2015]

Und auch wenn Barret (2015) die grundsätzliche Problematik nicht erkennt, sich durch die rationale Form der Organisationen wie ASA und ARI über den pathologischen Inhalt täuschen lässt, sich deshalb auch unkritisch auf den Wikipedia-Eintrag bezüglich Rimlands „Verdienste" im Kampf gegen das „Parent blaming" bezieht, und ABA (Applied Behavior Analysis) als wissenschaftlich gesicherte Behandlung bezeichnet, ist seine Darstellung des DAN!-Projekts doch so detailliert, dass hier die zentralen Stellen zitiert werden:

"The DAN! project, which was launched in 2005, grew out of discussions between Rimland, Jon Pangborn, Ph.D., and Sidney MacDonald Baker, M.D., all of whom had become interested in nonstandard approaches to treating autistic children. Rimland and Pangborn both had family members who were autistic."
[Barrett 2015]

"The "DAN! protocol" was centered around the belief that autism is caused by a combination of lowered immune response; external toxins from vaccines and other sources; and problems caused by certain foods. The un-

*derlying philosophy, which was posted to the Center for
the Study of Autism Web Web site for several years, included the following ideas:*

*Autism and related problems are the symptoms of dys-
function of the neural, immune and/or digestive systems
which occur in individuals genetically sensitive to such
factors as sub-optimal nutrition, food intolerances, mi-
crobial overgrowth and toxins. Appropriate treatment
entails identifying and alleviating the problems causing
the symptoms in that individual, rather than merely att-
empting to suppress the symptoms through the use of psy-
choactive drugs."* [Barrett 2015]

*"In 1995, ARI sponsored a 3-day meeting that was atten-
ded by about 30 professionals who discussed what they
were doing and what they believed had worked for them.
These determinations were not derived from well-desig-
ned studies but were based on clinical impressions, observations reported by parents to the treating physicians,
and responses to questionnaires that ARI had collected.
The meeting generated a consensus document—co-aut-
hored by Baker and Pangborn—that was published in
1996 as Biomedical Assessment Options for Children
with Autism and Related Problems, but was often referred to as the DAN! Clinical Manual" or DAN! Protocol."* In 2005, after undergoing five revisions, the report

*was extensively rewritten, revised once more, and publis-
hed by ARI as a large book called Autism: Effective Biomedical Treatments. The original version of the book co-
vered 41 pages. The 2005 version, ..., has about 330 pages ..."* [Barrett 2015]

*"DAN!'s Mercury Detoxification Position Paper
DAN!'s most harmful activities were its promotion of chelation therapy and opposition to vaccination. In 2001,
DAN! convened a Detoxification Consensus Conference
and issued a position paper which claimed that mercury
in some vaccines could cause autism and that treating
autistic children with chelation therapy could cause
many of them to improve. The paper was supported in
part by a grant from Kirkman Laboratories. Following
another conference, the paper was updated in 2005. Both
versions of the statement claim (falsely) that "body bur-
den" of mercury can be measuring the urinary mercury
concentration after a chelating drug is administered.
This procedure, called provoked or challenge testing, has
been denounced as meaningless by the American College
of Medical Toxicologists and labeled as "below the stan-
dard of care" by the Oregon Medical Board. The 2005
version of the DAN! mercury-detoxification paper also
stated that children can be exposed to mercury through*

maternal seafood consumption, maternal dental fillings
(amalgam), and childhood vaccines."
[Barrett 2015]

Auch beim DAN!-Projekt sind es wieder Eltern, die als
vermeintliche Experten die Misshandlung der Kinder
initiieren und rechtfertigen.

"Rimland, Baker, and many others have asserted that
ARI's parental reports are evidence that the treatments
are effective. But that is absolutely untrue."
[Barrett 2015]

Aber alle diese Ideen bezüglich der Verursachung und
Heilungsmöglichkeit von Autismus existieren immer
noch unangefochten. Und es werden autistische Kinder
immer noch unter dem Vorwand der „Heilung" mit sinn-
losen Diäten und gefährlichen biochemischen Heilungs-
versuchen misshandelt.
Das Tun des Falschen bedingt aber in aller Regel zugleich auch das Unterlassen des Hilfreichen.

3   "Verhaltenstherapien"

Aufgrund der Verneinung einer Mit-Verantwortung der
Eltern an den Verhaltens- und Entwicklungsstörungen

ihrer Kinder, und der daraus resultierenden Ablehnung jeglicher psychogener Verursachung, mussten zugleich auch alle bis dahin schon existierenden und auch zukünftige psychosozialen wie auch psychotherapeutischen Behandlungs- und Förderungsansätze diskreditiert und ausgeschlossen werden.

Um dieses Vakuum zu füllen, benötigte man Behandlungen, die vollkommen frei von jeglichen psychosozialen Anteilen waren. Hier boten sich zum einen das von Lovaas entwickelte ABA, die *Applied Behavior Analysis*" an, zum anderen das von Schopler entwickelte „TEACCH".

3.1   ABA

Bernard Rimland gründete die ASA in 1965 zusammen mit Ivar Lovaas, dem Erfinder dieser Behandlung, die keine psychotherapeutische Inhalte aufwies, und prinzipiell nicht zu einer Besserung bei den Kindern führen konnte. Die vermeintliche Therapie, die aber nur eine pseudowissenschafltiche Form von Misshandlung darstellt, wurde also gleich von Anfang an in die Elternorganisation implementiert. Und ist, wenn heute zwar durchaus unter vielen anderen Namen, immer noch dominant vorhanden. Über Jahrzehnte galt, und das zu unrecht, ABA als "Goldstandard" (z.B.: autismus Deutschland e.V. 2016), während heute in Deutschland die neueren, besser klingenden Formen wie „*Early Start Denver Model*" bevorzugt werden.

Herausgelöst aus dem Kontext der Seriösität und Rationalität vermittelnden Organisationen und den dort verankerten Dogmen-Systemen, wird die Irrationalität sofort deutlich.

Außerhalb von Autismus würde kein Entwicklungs- und Sozialpsychologe, kein Sprachwissenschaftler … auf die Idee kommen oder diese bestätigen, dass man Störungen von sozialer Kommunikation und Entwicklung durch ABA behandeln könnte. Durch ABA als einer maximal intensiven Behandlung, die über mehrere Stunden täglich durchgeführt, die Entwicklung im natürlichen sozialen Miteinander verhindert, und dadurch überhaupt erst die Symptome erzeugt bzw. verstärkt oder fixiert.

Schon 1967 schrieb Bruno Bettelheim in seinem Buch „*The Empty Fortress*":

„*Wir möchten an dieser Stelle auch auf derzeitige Versuche eingehen, bei denen es darum geht, den infantilen Autismus mittels operanter Konditionierung – durch die Erzeugung konditionierter Reaktionen durch Belohnung oder Bestrafung – zu überwinden. Dieses Vorgehen führt zwar dazu, daß die Abwehrstrategien des Kindes, das sich den Frustrationen der Realität zu entziehen ver-*

*sucht, durchbrochen werden, so daß sich das Kind zum
Handeln gezwungen sieht. Aber sein Handeln geschieht
nicht aus freien Stücken. Seine Handlungen erfolgen
nach Plan und Wunsch des Experimentators, das heißt,
sie stellen konditionierte Reaktionen dar. Das aber läuft
darauf hinaus, daß das autistische Kind auf dieselbe Stu-
fe gestellt wird wie der Pawlowsche Hund.*

...

*Einer Darstellung der operanten Konditionierung aus
jüngerer Zeit (Lovaas, Berberich, Perloff, Schaeffer,
1966) können wir folgendes entnehmen: Das Verhaltens-
training fand an sechs Tagen pro Woche statt und dauerte
pro Tag sieben Stunden, wobei sich jeder Stunde eine
fünfzehnminütige Pause anschloß. In den Sitzungen sa-
ßen das Kind und der Erwachsene einander gegenüber,
ihre Köpfe ungefähr dreißig Zennmeter voneinander ent-
fernt. Der Erwachsene hinderte das Kind körperlich dar-
an, die Trainingssituation zu verlassen, indem er die Bei-
ne des Kindes zwischen den eigenen Beinen festhielt. Die
Belohnung, die darin bestand, daß das Kind seine Mahl-
zeit löffelweise verabreicht bekam, erfolgte sogleich nach
jeder richtigen Reaktion. Die Bestrafung (tüchtige Klap-
se oder Anschreien durch den Erwachsenen) erfolgte für
unaufmerksames, selbstzerstörerisches und wütendes
Verhalten, das das Training behinderte, und die meisten*

dieser Verhaltensweisen wurden auf diesem Wege inner-
halb einer Woche unterdrückt.
...
Sprechen oder Sprache im Sinne von Kommunikation
kann dem Kind ganz einfach nicht aufgezwungen werden.
Sprache kann nur als Folge von persönlichen Beziehun-
gen erworben werden. Zwingt man das Kind durch Beste-
chung, Anschreien oder durch Schläge zu echolalischem
Verhalten, so führt das lediglich zu einer noch größeren
Entmenschlichung."
[Zitat aus der deutschen Ausgabe Bettelheim 1983]

Es war wohl auch diese Kritik an ABA, die dazu geführt
hat, dass Bettelheim in der Folge durch Rimland und seine Anhänger mittels des „Kühlschrankmutter Mythos"
(Schmidt 2017b) diskreditiert wurde.

Soziale Interaktion lernt man durch soziale Interaktion.
Sprache entwickelt sich in einer komplexen Wechselwirkung aus der Reifung des Kindes in und mit seiner Umwelt (siehe z.B.: Vygotskij 1981, 1983, 1987, 1993).
Eine mehrstündige tägliche Dressur des Kindes ist Misshandlung – egal unter welchem Namen diese stattfindet.

Die Elternorganisationen haben aber nicht nur diese Form
der Misshandlung propagiert und propagieren sie noch,

sie verdrängen durch Ignoranz und Diskreditierung andere, hilfreiche therapeutische Ansätze.

*"Nevertheless, the long-term negative impact of thwarted
developmental milestones, developmentally inappropria-
te socialization, incorrect self-perceptions of ability and
functioning, or iatrogenic harm from medications desig-
ned to treat behavioral disorders can be profound."*
[Schreier et al. 2018]

Das, was durch die Elternorganisationen als Behandlungen angeboten oder empfohlen wird, erzeugt oder verfes-
tigt erst die Probleme als Form von organisiertem MSbP.

*"Available data suggests that caregiver with MSBP is
usually victim's mother.
Most commonly these women have others mental disorders. MSBP is a very dangerous form of violence and it is
proven that the mortality associated with this disorder re-
aches about 6-33%. It should be noted that, in addition
to the obvious child's physical injuries, abnormal
relationships with caregiver cause long-term developmental damages."* [Zarankiewicz et al. 2019]

Hierzu seien die Ergebnisse einer große Studie aus
Schweden unkommentiert wiedergegeben:

„In this large population-based study, we observed increased mortality in individuals with ASD. Mortality was increased in both low-functioning and high-functioning ASD, as well as in both genders. ...

The observed OR [odds ratio] of 2.56 for ASD in relation to all-cause mortality is in line with most of the previous clinical and population-based mortality studies. We found that increased mortality in ASD was not limited to certain causes of death, such as diseases of nervous system, but was elevated for all analysed categories according to the ICD, apart from infectious diseases."
[Hirvikoski et al. 2016]

3.2   TEACCH

Die Idee, dass eine gut strukturierte Umgebung hilfreich ist, um Kinder mit Lernbehinderungen zu unterrichten, ist keinesfalls neu, wurde aber von Eric Schopler zu TE-ACCH (Behandlung und Ausbildung von autistischen und anderen kommunikationsgestörten Kindern) weiterentwickelt.

Schopler und TEACCH waren Teil der „englischen Richtung" um Lorna Wing und ihren Mann John.

Als EIN Mittel, als ein MITTEL, ist TEACCH sinnvoll. Aber in dem Kontext des Autismus-Dogmas des nicht therapierbaren und auch nicht erziehbaren autistischen

Kindes, wurde dem Mittel das Ziel genommen und wurde zu DEM Mittel.

Vergleichbar mit einem Chirurg, der die verletzten Gliedmaßen seiner Patienten alle eingipst, und das vollkommen unabhängig von Art und Schwere der Verletzungen.

VIII. DAS MSBP-SYSTEM

Bei MSbP als Gruppenphänomen werden die in der individuellen Form vorhandenen Motive, Handlungen und Begleiterscheinung auf mehrere Akteure eines Systems verteilt. Diese Akteure bilden manchmal wiederum Untergruppen, wodurch eine Unabhängigkeit verschiedener Perspektiven simuliert werden kann.

Die von Feldmann (1994) beschriebene Dissoziation innerhalb einer Täterin wird so auf die Gesamtgruppe, das MSbP-System verlagert.

Es treten die unterschiedlichen Motive – wie die Befriedigung der Bedürfnisse nach Anerkennung und Aufmerksamkeit, nach Wirkmächtigkeit, Verdrängung der Wirklichkeit und Leugnung der Verantwortung, Karriere und Profit – auf die Akteure und Untergruppen verteilt und in unterschiedlichen Kombinationen auf.

Auch die Handlungen wie das Erfinden oder Übertreiben einer Diagnose, Durchführung von Mißhandlungen, Täuschung … werden von den verschiedenen Akteuren und Untergruppen übernommen.

Begleiterscheinungen wie Missionierung, Unterdrückung und Verfälschung von Informationen, … werden auch aufgeteilt, und damit schwerer wahrnehmbar und analysierbar. Das MSbP-System bietet gegenüber der wissen-

63

schaftlichen Wahrnehmung und Analyse den gleichen
Vorteil wie ein Schwarm Vögel oder Fische gegenüber
dem Fressfeind.

Im folgenden sollen anhand der seit 50 Jahren bestehen-
den Elternorganisation „autismus Deutschland e.V." beispielhaft, sozusagen als Fallbeschreibung, die Strukturen
und Zusammenhänge aufgezeigt werden.

Drei Gruppen sind hierbei zu unterscheiden, die sich eng
verzahnt bei autismus Deutschland finden:

- Eltern
- Mediziner, Psychologen, Forscher …
- Autistische Selbstvertreter

Durch Beisitzer sind diese drei Gruppen eng und wech-
selseitig miteinander verbunden.

Zweifel an der vermeintlichen Autonomie ist schon
dadurch mehr als berechtigt.

IX. ELTERN ALS ORGANISIERTE GRUPPEN

Nicht alle Eltern autistischer Kinder sind in einer Gruppe organisiert. Und nicht alle Eltern, die in einer entsprechenden Organisation sind, sei es Selbsthilfegruppe, Elternforum …, haben das MSbP.

Ursprünglich entstanden aber die heute dominanten Autismus-Organisationen aus Eltern, die vor allem eine Mitverantwortung für die Entwicklungs-/Verhaltens-Probleme ihrer Kinder verweigerten (Schmidt 2020).

Und Eltern mit MSbP finden in entsprechenden Gruppen ideale Bedingungen.

"The perpetrator may seek emotional and sometimes material support from wider family members and, increasingly, through social media." [Davis et al. 2019]

und

"People, who suffer from this disease take part in support groups. During the meetings they not only take the identity of a child's caregiver, but also receive the compassion and attention of the group's participants. This is a psycho reward for them (Janus, 2015). In most of the cases, the

perpetrator is a parent (most often a mother) and the victim is a child." [Majda et al. 2019]

sowie Frye und Feldman:

"*These parents can receive attention by attending numerous support groups for parents with disabled children as an experienced veteran who has dealt with the disability in their child and overcome it (Ayoub et al. 2002).*"
[Frye; Feldman 2011]

Die Kinder von Eltern mit MSbP kann man unterteilen in zwei Gruppen. Zum einen in autistische Kinder, die also eine entsprechende Vulnerabilität (siehe Anhang), und aufgrund dieser Vulnerabilität erste Kommunikations- und Entwicklungsstörungen aufweisen.
Zum anderen Kinder, bei denen kein Autismus vorliegt. Die Eltern dieser Kinder haben die Autismus-Diagnose, sei bei Vorhandensein oder Fehlen von Verhaltensproblemen des Kindes, zur Befriedigung eigener Bedürfnisse überhaupt erst erschaffen.

"*Ayoub et al. (2002b) presented the case studies of two parents who requested that their children be referred for special education, even though the children's teachers found no basis for concern. One mother referred her two younger daughters after her oldest son was placed in special education due to behaviors related to Asperger's syndrome. With both younger children, the mother insisted on evaluations by school professionals and independent evaluations paid for by the school district. Medical testing by physicians accompanied the educational assessments. All results indicated no physical ailments or learning problems. In spite of these results, the middle child was taking Ritalin for ADHD and the youngest child was placed in the same special education school her brother attended.*" [Frye; Feldman 2011]

und

"*Ayoub et al. (2002) also briefly described nine children from five families who were identified as displaying "educational condition falsification" (ECF). Eight of the nine children were diagnosed with ADHD. Children in this sample were also falsely identified as having learning disabilities (usually language-based disorders), psychiatric illnesses, and behavioral disorders. In three of the five families, more than one child was a victim of ECF or PCF. The mothers in each of the families were depicted as demanding and adversarial in their dealings with school personnel.*

67

*The parents in these cases were depicted by Ayoub et al.
(2002) as 'bold, insistent, and at times quite adversarial
in their demands of the school.*

...

*She identified herself as the parent of a child with autism
and spoke for an extended length of time, explaining her
child's needs.*

*The special education director from the local school dis-
trict recognized her and privately followed up on the parent's report to ensure that the student was getting proper
services.*

*The director learned that the student was receiving speci-
al education, but was not identified as a student with autism. The director requested some informal observations
of the student by a school psychologist and a clinical
psychologist to confirm that there were no indications of
autism. One of the student's teachers reported that the
student's family was well able to take care of the child
without public aid (name withheld by request, July 2011,
personal communication)."* [Frye; Feldman 2011]

1   Motivationen der Eltern

Es kann nicht oft genug darauf hingewiesen werden, dass
es natürlich keinen Eins-zu-Eins-Zusammenhang zwischen Mitgliedschaft in einer Selbsthilfegruppe und

MSbP gibt. Nicht alle Eltern in Selbsthilfe-Gruppen haben das MSbP, und eine autistische Vulnerabilität ist häufig, wenn auch nicht immer, wirklich vorhanden. Eltern haben die unterschiedlichsten Motivationen, um sich in einer Selbsthilfegruppe zu engagieren.

1.1 Gesunde Motivation - Hilfe für das Kind

Die normale und gesunde Grundhaltung von Eltern ist der Wunsch, dem eigenen Kind optimal zu helfen und die eigenen Bedürfnisse hinter die des Kindes zurückzustellen. Auch diese gesunde Motivation und Grundhaltung findet sich sowohl innerhalb als auch außerhalb von Selbsthilfegruppen. Es ist sogar davon auszugehen, dass diese die häufigste Motivation überhaupt ist.

1.2 Krankhafte Motivationen

Die krankhaften Motivationen sind die im MSbP beschriebenen:

"We can determine three types of mothers.
First type, a mother who looks for a help. She expects interest and attention from a medical personnel. She comes from pathological family and has experienced a violence. Her pregnancy was unexpected and often raises a child

69

on her own. She mainly agrees with a diagnosis, child's treatment and for a foster family.

Second type, a mother an 'active perpetrator'. She is able to use a very aggressive and harmful methods toward a child. She is characterized by being emotionally unstable, depression and strong denial mechanism.

Third type, a mother who feels a need to be the most important person during a treatment. She has a medical knowledge, suggests her own solutions to doctors, tries to mislead them, so as a consequence she can undermining doctors competences. She feels important and that is her goal to gain." [Majda et al. 2019]

Diese krankhaften Motivationen finden sich auch in entsprechenden Elterngruppen, Organisationen und MSbP-Systemen. Aufgrund der Motivationen bezüglich Aufmerksamkeit, Wirkmächtigkeit, Verdrängung etc., die weit über den gesunden Wunsch nach Hilfe für das eigene Kind hinaus gehen, dominieren Eltern mit MSbP die meisten Selbsthilfegruppen.

2   Autismus Deutschland e.V.

> *An ihren Taten sollt ihr sie erkennen!*
> *(1. Johannes 2,1-6)*

Der „autismus Deutschland e.V" wurde vor ca. 50 Jahren gegründet und beherrscht heute den Autismus-Bereich in Deutschland. Dies durch Finanzierung und/oder Einflussnahme direkter wie auch indirekter Art, auf sowohl regionale Elterngruppen, eigene und externe Therapiezentren, sowie die „Forschung".
Die typischen Kennzeichen von MSbP finden sich auch hier.

2.1   Streben nach Aufmerksamkeit

Die über die Jahrzehnte immensen finanziellen Mittel wurden und werden in "Autism Awareness" investiert, in Maßnahmen, die Aufmerksamkeit und damit auch wieder Spenden erzeugen.
Keine andere physische oder psychische Behinderung / Vulnerabilität ist so präsent in der Öffentlichkeit wie die „Autismus Spektrum Störung".

2.2 Pretend Help – vorgetäuschte Hilfe

Nicht betrieben wird jedoch effektive Hilfe, die auf eine Verbesserung der Störungen der sozialen Kommunikation und Entwicklung abzielen. Statt dessen wird, mit großem Aufwand an Ressourcen, Hilfe nur vorgetäuscht, wie bereits in Schmidt (2017a) ausführlich dargestellt.

"A mother, who suffers from the MSbP is very loving and caring. She does not leave her child during the hospitalization. She also makes relationship with a medical personnel; she treats them like friends, they admire her for her devotion and medical knowledge. Recognition and admiration is what she was expected to get, she feels satisfied. Nevertheless, in the reality a child is being rejected by a mother." [Majda et al. 2019]

Was Majda et al. für Mütter beschreibt, wird von autismus Deutschland übernommen. Vorgetäuschte Hilfe als Mittel zur Erlangung von Aufmerksamkeit und Anerkennung.

2.3   Verhindern wirksamer Hilfe

Durch die Dominanz von autismus Deutschland e.V. auf allen Ebenen, den Elternorganisationen, Therapiezentren etc. kommen Eltern autistischer Kinder automatisch und alternativlos mit den MSbP-Strukturen von autismus Deutschland e.V. in Kontakt. So erhalten selbst die vielen Familien, die ernsthaft Hilfe für ihre autistischen Kinder suchen, nur Angebote nutzloser oder schädlicher „Informationen" und „Therapien".

2.4   Unterdrücken und Diskreditieren von hilfreichen Informationen

Alles, was autistischen Kindern und ihren Eltern helfen könnte, wird unterdrückt oder diskreditiert.
Dies geschieht durch einseitige Informationen, die durch die Unterstrukturen so massiv gestreut und wiederholt werden, dass andere Position kaum noch sichtbar werden. Das Dogma des unheilbar kranken Kindes mit sich aufopfernden Eltern wird, wie das Echo in einer Höhle, über Bücher, Regionalgruppen, Foren, Internetgruppen usw. vielfach reflektiert. Den Anschein der Seriosität erhalten diese Informationen durch Mediziner und Psychologen als Mittäter.

X. ÄRZTE/PSYCHOLOGEN ALS (MIT-) TÄTER

Waren zu Beginn Eltern und Forscher in Personalunion – so wurden auch diese Rollen in der Folgezeit dissoziiert. In Eltern auf der einen, und Mediziner und Psychologen auf der anderen Seite. Die Beteiligung am MSbP-System, sowie die Bedeutung für die Abgrenzung, Stabilität und Erweiterung desselben, zeigt sich an drei Punkten:

1. dem psychologischen Primitivismus
2. der fehlenden professionellen Distanz
3. der aktiven Erfindung und Induzierung von Krankheiten

Zugleich wird deutlich, dass nicht nur „primary caregiver" Täter von Kindesmissbrauch und Kindesmisshandlung innerhalb eines MSbP-Systems sein können, sondern auch Personen, die aufgrund ihrer Ausbildung, gesellschaftlichen Stellung (u.a. als ProfessorInnen) sowie staatlichen Finanzierung, eine Garanten-Stellung innehaben.

1 Psychologischer Primitivismus

Die durch Gruppen von ihren Mitgliedern eingeforderte Konformität ist auch unter Psychologen etc. erst einmal "normal" (West 1981). Aber der seit 50 Jahren bestehende "psychologische Primitivismus" deutet auf eine ausgeprägte Psychopathie der beteiligten Forscher.
Der dem Behaviorismus insgesamt eigene Kontrollzwang wird auf Autismus-"Theorien" und "Therapien" übertragen.

1.1 Behaviorismus

Auch wenn operantes Konditionieren, also z.B. durch Belohnungen verstärkte Reaktionen auf einen Reiz, beim Lernen vorkommen, so wird der Behaviorismus als Ideologie mit Alleinvertretungsanspruch seit den 1960er Jahren kritisiert und heute in psychologischen Fachkreisen nicht mehr ernstgenommen.
Wer als Psychologe heute noch behavioristischem Denken, und damit ABA in all seinen Erscheinungsformen als „Therapie" anhängt, hat die Entwicklung der Psychologie der letzten 50 Jahre verdrängt oder ignoriert.
Doch der Autismus-Bereich wird sowohl in Theorie als auch Praxis immer noch vom Behaviorismus beherrscht.

1.2   Statisch statt entwicklungsdynamisch

Um sowohl die primäre wie auch sekundäre Verantwortung an den Kommunikations- und Entwicklungsstörungen der Kinder auszuschließen und zugleich das Bedürfnis nach einem chronisch kranken Kind zu befriedigen, wurde Anfang der 1970er Jahre autistischen Kinder dogmatisch jegliche Entwicklungsmöglichkeit abgesprochen (Schmidt 2020). Auf der Grundlage diese Dogmas wird noch heute die „tiefgreifende Entwicklungsstörung" statisch, d.h. als Postulat statt als Problem (Schmidt 2020) betrachtet. So wurden auch die Anwendung jeglicher Erkenntnisse der Entwicklungspsychologie kategorisch ausgeschlossen.

1.3   Isoliert statt Sozialpsychologisch

Die „Störung der sozialen Interaktion" wurde und wird, auch dem Dogma folgend, als isoliert im Kind verursacht betrachtet. Dass selbst taub-blind geborene Kinder zu sozialer Interaktion willens und in der Lage sind, wurde ausgeblendet. Die Ergebnisse der Sozialpsychologie, insbesonder in Bezug auf die unbewusste Gruppenkommunikation mittels Mimik, Gestik, Sprache (Dialekte, Mo-

76

dulation, …), aber auch der Sprachentwicklung, Konzept-
entwicklung … wurden und werden nicht angewendet.

1.4   Rückschaufehler bei Diagnose

Neben den vielen anderen methodischen Fehlern in der
Autismus-Forschung, die bereits in Schmidt 2015a und
2015b dargestellt wurden, sei hier auf den Rückschaufehler kurz eingegangen, da dieser wiederum Grundlage
für die Erfindung und Induzierung von Krankheit ist.
Aus dem Befund, dass diagnostizierte autistische Kinder
bereits in der frühen Kindheit Verhaltensauffälligkeiten
zeigten (Rückschau), wird im Umkehrschluss abgeleitet,
dass alle Kinder mit Verhaltensauffälligkeiten in der frühen Kindheit auch Autisten sind und Störungen der Kommunikation und Entwicklung ausbilden werden (Fehler!).
So wird mittels des Rückschaufehlers, der bei promovier-
ten Medizinern und Psychologen nicht vorkommen dürf-
te, Misshandlungen von Kindern gerechtfertigt, wie im
Abschnitt über „induzierte Krankheit" dargestellt werden
wird.

2   Fehlende professionelle Distanz

Als sowohl notwendig als auch kennzeichnend zugleich für die Beteiligung von Medizinern und Psychologen als Täter am MSbP-System, ist die fehlende professionelle Distanz.

"*While some of the carer's behaviour causes direct harm to the child by emotional and/or physical abuse or neglect, the involvement of doctors is central within FII. The doctor(s) often, although inadvertently, cause or allow much of the harm suffered by the child. Reliance on carer reports of history and diagnoses, and accepting the carer as a conduit of medical information is based on paediatricians' default assumptions regarding parents' truthfulness and reliability—'mother knows best', described by Kahneman as System 1 thinking.*" [Davis et al. 2019]

Diese zeigt sich durch den „wissenschaftlichen Beirat" bei autismus Deutschland, der weitgehend deckungsgleich ist mit der „WGAS-Autismus".
Aber es gibt auch individuelle Schulterschlüsse, so wie zum Beispiel der zwischen Prof. Dr. Schilbach und Autismus-Rosenheim e.V.

78

"Most importantly, experience suggests that much of FII becomes a major problem when doctors accept the carer's 'offer' of illness , even though their clinical judgement suggests otherwise. In doing so they can inadvertently collude with the carer in a way that has damaging consequences for the child, whose needs become subsumed by the needs of the carer." [Davis et al. 2019]

Der Schulterschluss zwischen „Wissenschaftlern" und Eltern führt im Bereich von MSbP notwendiger Weise dazu, dass die Bedürfnisse der Kinder nicht mehr wahrgenommen werden, und gegen diese gehandelt wird. Wissenschaftlern, bei denen dagegen das Wohl der Kinder an oberster Stelle stand, wurde „Blaming the Parents" (Schmidt 2020) vorgeworfen, wie auch die Tinbergens erfahren mussten.

"Before we consider the possibility [of psychogenic factors] in more detail, we must remember that many people have non-scientific, non-rational reasons for rejecting the psychogenic hypothesis. As we shall discuss in a moment, part (though by no means all) of the psychogenic factors are to do with the behaviour of the parents, in particular the mother. It is of course extremely painful to have to believe that one may have contributed to the catastrophe that has hit one's child; even if there is no

question of blame, the awareness or even a suspicion of such a possibility inevitably gives rise to feelings of guilt. These make it emotionally almost impossible for parents of autistic children to accept the theory of a psychogenic origin of autism, even in the face of quite suggestive evidence. Not only is there such non-rational resistance against this idea particularly, and a wish for either a genetic or another accident to be at the root of autism, but parents, again quite naturally, feel that adherents of the psychogenic thesis are cruel to them. As Dr L. Wing has told us several times: 'you are hard on mothers'. When we nevertheless publish what we consider to be a good case for a mainly environmental, and mainly psychogenic, origin of autism, we do this because the children's chances of recovery – or of being protected from even becoming autistic – are enhanced by therapies derived from this insight; and the children's interest must come first. If we have to choose between hurting some mothers and refusing to rescue many children from the disastrous downward spiral we feel we have no choice but 'to be hard on mothers'." [Tinbergen 1983]

Die Mediziner und Psychologen, die sich – meist in Personalunion – im Beirat von autismus Deutschland als auch der WGAS-Autismus finden, haben sich anders entschieden.

3   Induzierte Krankheit

Zu Tätern werden Mediziner und Psychologen, indem sie aufgrund erfundener Diagnosen die Misshandlung von Kindern, z.B. mittels „Frühintervention" fordern und fördern.

Auf der Internetseite von autismus Deutschland findet sich das Positionspapier „*Zur Notwendigkeit einer autismusspezifischen Frühtherapie*" (autismus Deutschland e.V. 2020), welches auf der Basis einer nicht validen Diagnose eine Induzierung von Entwicklungs- und Kommunikationsstörungen mittels kontraindizierter „Therapien" propagiert. Zu verantworten hat dies, zumindest zu einem großen Teil, der „wissenschaftliche Beirat".

„Wissenschaftliche Sicht auf Autismus-Spektrum-Störungen, frühe Diagnostik und frühe Therapie.
Autismus-Spektrum-Störungen gehören zu den tiefgreifenden Entwicklungsstörungen (ICD 10: F 84.0) und sind gekennzeichnet durch massive Beeinträchtigungen aller Entwicklungsbereiche: Störungen der Sprachentwicklung, der Kommunikation und Interaktion sowie gravierende Verhaltensprobleme. Nicht bzw. falsch oder zu spät behandelt führen sie häufig zu schwerwiegenden Verhaltensstörungen, wie z.B. selbst- oder fremdverletzendem

81

Verhalten. Je später das Kind und Eltern einen Zugang zur Autismustherapie erhalten, desto höher ist ebenfalls das Risiko der Ausbildung von Sekundärstörungen beim Kind (z.B. herausforderndes Verhalten, Schwierigkeiten bei der Beschulung) und der Erhöhung der Belastungsfaktoren bei den Eltern. Diese sind laut einiger Studien besonders stark belastet (z. B. Hoffman et al., 2009), häufig auch stärker als Eltern von Kindern mit anderen Behinderungen." [autismus Deutschland e.V. 2020]

Es erfolgt keinerlei Risikobewertung. Es wird nicht untersucht, welche Schäden, z.B. Interaktions- und Entwicklungsstörungen, überhaupt erst durch die im weiteren empfohlenen Behandlungen entstehen oder als solche fixiert werden können. Es wird nicht die simple Frage gestellt, welche Auswirkungen diese „Behandlungen" auf nicht diagnostizierte Kinder haben würden.
Im Vordergrund steht die Vermeidung von „Sekundärstörungen", die belastend für die Eltern sind …
Dass diese Sekundärstörungen aber auch andere Ursachen haben, und zum Beispiel erst durch das MSbP erzeugt werden können, wird nicht beachtet.

"Ayoub et al. (2002b) express concern that students with falsified educational difficulties are at risk for school failure and emotional problems. They noted that the stu-

dents in their sample exhibited temper tantrums, out-of-control behavior, aggressive acting out, symptoms of depression, and symptoms of oppositional defiant disorder. Wilde (2004) notes that children of parents with FDP face the risk of not developing personal responsibility because of their parent's desire to keep them dependent. These children also tend to rely on their parents to shelter them from responsibility. According to a Harvard research study in progress, the longterm psychological and educational morbidities of forged educational presentations of FDP are substantial (C. Ayoub, July 2011, personal communication)." [Frye; Feldman 2011]

Mit dem Auftreten von Sekundärstörungen wird die Verursachung eben dieser Sekundärstörungen mittels MSbP, also mittels Kindesmisshandlung, gerechtfertigt.

3.1   Keine valide Diagnose

Es gibt prinzipiell keine valide Autismus-Diagnose (Waterhouse et al. 2016). Und eine solche kann es unter der Betrachtung von Autismus als Vulnerabilität auch gar nicht geben.

Hinzu kommt der Umstand, dass alle Kinder während ihrer Entwicklung Phasen autistischen Verhaltens durchlaufen, und diese Verhaltensweisen zudem Ursache in andereren Handicaps haben können. Häufig besteht zwischen autistischem und "normalem" Verhalten nur ein gradueller Unterschied.

"Any of the items of behaviour described above may be seen in normal children and in children with other kinds of handicaps, at some stage in their development. They can at times be withdrawn, obsessional, have temper tantrums or cling to special objects. The autistic child, however, shows the behaviour for years on end, and does virtually nothing else at all (until he begins to emerge from the illness). His oddness stands out all day and every day, not just now and again, or when he not feeling well." [Wing, John K. 1966]

Folgt man John K. Wing, dann ist eine zuverlässige Diagnose in der frühen Kindheit schlicht nicht möglich.

"Differentiation from Normality
Most of the symptoms of childhood autism can be seen in normal children at some stage in their development. Thus, there is a time when normal children can only recognize their parents if they are fairly close and all children show echolalia during the early early stages of speech development. Hutt et al. (1965) found it difficult to distinguish between the motor behaviour of 4-year-old

normal and autistic children in an unstructured environment. A few mildly autistic children may in fact develop normally in late childhood, and in their early years the syndrome may be difficult to detect. However, the behaviour shown by most young autistic children is severely abnormal because it is made up of elements which are normal only if they are transitory, and which persist all day and every day for years. It is therefore most unlikely to be missed." [Wing, John K. 1966]

Die Perspektive eines nur graduellen Unterschieds zwischen autistischen und „normalen" Verhaltensweisen vertreten auch Elisabeth und Niko Tinbergen.

"But when, in 1970, we read the statement by Drs. John and Corinne Hutt that '... apart from gaze aversion of the face, all other components of the social encounters of these autistic children are those shown by normal nonautistic children'. (13, p. 147), we suddenly sat up, because we knew from many years of child watching that normal children quite often show all the elements of Kanner's syndrome." [Tinbergen 1974]

Zudem ist jedes Kind anders, entwickelt sich unterschiedlich, entwickelt unterschiedliche Störungen … und das in

Abhängigkeit von der Interaktion mit der sozialen Umwelt.

"Each child has his own pattern of affected and unaffected functions. The second component in severity is due to the interaction between the primary disabilities and the environment. Even normal children brought up in some environments will be disturbed in behaviour or educationally backward (Rutter, 1972a). Handicapped children are particularly vulnerable to such harmful social milieux and need, in addition, very skilled management if an otherwise normal environment is to be of maximum value. Thus social withdrawal, disturbance in behaviour and educational backwardness may vary markedly depending both on the severity of the impairments and on the suitability of the environment." [Wing 1976]

Zudem haben alle Kinder Trotzphasen, zeigen herausforderndes Verhalten, durchleben „Krisen" (siehe u.a. Vygotskij 1998).

„Die 2016 neu formulierten S3-Leitlinien (AWMF online 2016) zur Diagnostik autistischer Störungen (Handlungsempfehlungen für Mediziner und Psychologen) empfehlen für die Diagnostik von Autismus-Spektrum-Störungen das Diagnosealter von 1 ½ Jahren. Sehr genau werden in

den Leitlinien die Frühsymptome geschildert, mit der Zielsetzung, früh eine gezielte Therapie initiieren zu können. Viele Eltern sind inzwischen gut informiert und kümmern sich früh um eine Diagnose ihres Kindes, um dementsprechend frühzeitig eine passgenaue Hilfe zu erhalten." [autismus Deutschland e.V. 2020]

Diese Aussage ist zum einen nicht haltbar, und verschiebt die „Diagnose" auf die Seite der Eltern, die als „inzwischen gut informiert" dargestellt werden. Das kann man als direkte Aufforderung zu MSbP bezeichnen und ermöglicht als Folge „Behandlungen", nur weil die Eltern dies "wünschen".

Die Empfehlung zur Frühintervention beruht, zusammengefasst, auf einer nicht validen Diagnose mittels „S3-Leitlinien" (Vllasaliu 2016), deren VerfasserInnen annähernd deckungsgleich sind mit dem wissenschaftlichen Beirat von autismus Deutschland, und somit als „Wissenschaftler" verantwortlich zeichnen für das Positionspapier.

Mittels Rückschaufehler und fehlender Folgenabschätzung werden von den selben Personen aber nicht nur die falschen, nicht validen Diagnosekriterien definiert, sondern zugleich auch schädliche Therapien empfohlen.

3.2   Krankheitsinduzierende „Therapien"

Auf Grundlage eines psychologischen Primitivismus und einer erfundenen Diagnostik wird in dem Positionspapier *„Zur Notwendigkeit einer autismusspezifischen Frühtherapie"* vollkommen undifferenziert und unkritisch ein Interventionspotpourrie empfohlen. Beim Großteil ist von einer direkten Gefährdung des Kindes und seiner Entwicklung auszugehen.

„In diesem Rahmen kommen verschiedene autismusspezifische Methoden der Frühintervention bei dem Kind zum Einsatz, wie beispielsweise
- Early Start Denver Modell (ESDM)
- Frankfurter Frühinterventionsprogramm (A-FIPP)
- Aufmerksamkeits-Interaktionstherapie (AIT)
- Unterstützte Kommunikation (UK)
- Picture Exchange System (PECS)
- Structured Teaching (TEACCH)
- Floortime (DIR)
- Relationship Development Intervention (RDI)
- Differentielle Beziehungstherapie (DBT)
u.a.m." [autismus Deutschland e.V. 2020]

3.2.a   ABA und Derivate

Einige der empfohlenen Behandlungen basieren auf ABA, auch wenn neu verpackt und umetikettiert, so wie das „*Early Start Denver Model*".
Hier werden Kinder aus ihrer normalen Lernumgebung herausgenommen, um über Stunden hinweg mittels operanter Konditionierung dressiert zu werden.
Wer schon, und das letztlich notwendigerweise, biologische Grundlagen für die Entwicklung des Kindes in betracht ziehen möchte, sollte sich bei den Biologen bzw. Ethologen umsehen, und nicht bei den Behavioristen.

"*Aus diesen Zusammenhängen können Eltern lernen: Auch wenn sie ihr Kind gezeugt haben und es darum nur von ihnen stammende Erbanlagen besitzt, so ist doch die Kombination des Erbguts neu und ganz anders als bei ihnen selbst. Daraus kann eine Persönlichkeit von völlig anderem Wesen hervorgehen, von jedem Elternteil grundverschieden. Daraus folgt: Ihr Kind, obgleich ihr eigen Fleisch und Blut, ist für Eltern ein unvorauszusehendes, unbekanntes Wesen; sie müssen alle Aufmerksamkeit daransetzen, es kennenzulernen und als eigenständige Persönlichkeit zu begreifen. Erst dann werden sie ihm gerecht werden können. ...*

Es gibt kaum ein Kind, das uns nicht dann und wann durch neue Wortschöpfungen überrascht. Durch schöpferisches Erfinden erweitern die Kinder aus eigenem Antrieb ihren Erfahrungsbereich in vielen Dimensionen. Das Kleinkind hat seine besten Lehrer in sich selbst: Es wäre hoffnungslos, seine angeborenen Lernstrategien und die dazugehörigen Motivationen durch von außen aufgeprägte Lehrpläne ersetzen zu wollen: solche können im Kleinkindalter nur stören, indem sie die zur Natur des Kindes gehörigen, viel sinnvolleren Lernstrategien verdrängen. Hier liegen die entscheidenden wissenschaftlichen Argumente gegen die von der amerikanischen Lerntheorie provozierte Forderung, lernzielorientiertes Lehren und Lernen schon in die Welt des kleinen Kindes einzuführen. ...

Unterdrückbarkeit durch Angst. Der gesamte zur Lebenstüchtigkeit und Selbständigkeit beitragende Verhaltenskomplex Erkunden/ Spielen/Nachahmen/schöpferisches Erfinden hat nun noch eine behutsame biologisch begründete Eigenschaft: Er entfaltet sich nur im Zustand der inneren Gelöstheit. Für das Spielen wird dies in der Psychologie so formuliert: »Spielen erfolgt nur im entspannten Feld.«" [Hassenstein 1987]

90

3.2.b PECS

Die Empfehlung von PECS, dem „*Picture Exchange and Communication System*", welches die Kommunikation mittels des Austauschs von Bildkarten ermöglicht, folgt dem psychologischen Primitivismus, der aus den Problemen im Bereich der Sprachentwicklung bei autistischen Kindern ein dogmatisches Postulat macht (Schmidt 2020).

Es wird nicht gefragt, wie es zu den Problemen bei der Sprachentwicklung kommt, und wie diese beseitigt werden können, sondern man ersetzt einfach die sprachliche Kommunikation durch Bildtafeln.

So wird die Sprachentwicklung aber nicht gefördert, sondern verhindert.

3.2.c Floortime (DIR)

Erstaunlicher Weise findet sich auch der DIR/Floortime-Ansatz unter den empfohlenen Interventionen.

Dieser basiert auf der Wiederherstellung der sozialen Interaktion durch gemeinsames Spielen mit dem Kind in einem extra dazu geschaffenen „entspannten Feld" (siehe Hassenstein 1987), u.a. durch einen möglichst reizarmen Spielraum, die Begrenzung auf zwei Spieler etc.

Der DIR/Floortime-Ansatz wurde im deutschsprachigen Raum erstmal in Ganz; Schmidt (2016) ausführlich dargestellt. Also zu einer Zeit, als autismus Deutschland e.V., und das gegen Kritik aus Eltern- und Autisten-Kreisen, ABA noch als „Goldstandard" vertrat (autismus Deutschland e.V. 2016).

Auch das eigentlich positiv zu wertende Erwähnen eines konstruktiven Ansatzes, muss letztlich als Verschleierungstaktik des MSbP-Systems gewertet werden. Denn dieser Ansatz passt so gar nicht mit dem ESDM und vergleichbaren ABA-basierten Ansätzen zusammen.

4   Wirkungen

An dem MSbP-System beteiligte Mediziner und Psychologen öffnen mittels des psychologischen Primitivismus, erfundener Diagnosen, und Empfehlung schädlicher Behandlungen dem MSbP Tür und Tor.

Zugleich legitimieren sie die Kindsmisshandlungen, sodass Eltern nicht mehr medizinisch-psychologisches Personal täuschen müssen.

Die „Wissenschaftler" verhindern außerdem wirksame Hilfe, weil sie nur Falschinformationen über Autismus verbreiten und einen wissenschaftlichen Diskurs verhindern.

Sie wirken aber durch pseudowissenschaftlich-dogmatische Positionen nicht nur schädigend auf die Kinder von MSbP-Eltern, sondern auf alle autistischen Kinder und deren Familien.

Die Definition von „Proxy" muss also im Bereich des „MSbP als Gruppenphänomen" deutlich weiter gefasst werden.

XI. AUTISTISCHE SELBSTVERTRE-TER

Neben den Gruppen der Eltern und „Wissenschaftler" gibt es weiterhin autistische Selbstvertreter, entweder als Einzelkämpfer oder auch organisiert in Gruppen, wie zum Beispiel ASAN (Autistic Self Advocacy Network) mit dem Slogan „*Nothing About Us Without Us*", oder Aspies e.V. in Deutschland. Mitglieder von Aspies e.V. finden sich als Beisitzer sowohl bei autismus Deutschland e.V., als auch der WGAS-Autismus, und sind somit eingebunden in das MSbP-System.

1 Motivationen

Als wesentliche Motive der Selbstvertreter sind die Bewahrung und Erweiterung des primären und sekundären Krankheitsgewinn, sowie die Befriedigung narzisstischer Bedürfnisse anzunehmen. Ziele bezüglich der Verbesserung vor allem für Autisten mit starkten Beeinträchtigungen, finden sich dagegen zumindest auf praktischer Ebene nicht.

2 Wirken stabilisierend

Die Selbstvertretungs-Organisationen stabilisieren das MSbP-System, da sie vermeintlich stellvertretend für andere Autisten, aber letztlich nur in eigener Sache, in Entscheidungen und Entwicklungen eingebunden sind.
So bieten sie ein Beteiligungs-Alibi.

3 Verhindern „Misshandlung durch Behandlung"

Durch vehementen Einsatz gegen ABA haben die Selbstvertreter diese Behandlungsform bei autismus Deutschland e.V. beendet, sowie die finanzielle Unterstützung durch die Aktion Mensch, unterbunden. Dieses Engagement war allerdings zeitlich sehr begrenzt. Gegen aktuelle, umgemünzte Formen von ABA, wird kaum noch Protest erhoben.

4 Fördern „Misshandlung durch Unterlassen"

Gleichzeitig fördern die Selbstvertretungs-Organisationen die Misshandlung durch Unterlassen, indem sie auf der einen Seite die massiven Gefährdungen für die physische

wie psychische Gesundheit autistischer Menschen ignorieren, und gleichzeitig über das Neuro-Diversity-Dogma
die vorhandene Vulnerabilität glorifizieren.

Auch durch diese Organisationen wird Autismus als nicht
behandelbar dargestellt. So wird die Misshandlung durch
Unterlassen gefördert – im Einklang mit dem MSbP-System.

XII. ZUSAMMENFASSUNG

Erst durch die Perspektive der klinischen Sozialpsychologie ist die Wahrnehmung und Analyse pathologischer Gruppenprozesse möglich.

Mit dieser neuen Perspektive wurde das „MSbP als Gruppenphänomen" im Bereich Autismus beispielhaft untersucht und dargestellt.

Es ergibt sich aus der Analyse, dass

- MSbP wesentlich häufiger vorkommt als bisher angenommen.

- pathologisches Verhalten innerhalb von Gruppenstrukturen öffentlich ausgeführt und trotzdem über Jahrzehnte unentdeckt bleiben kann.

- die Aufteilung der individuellen Motive und Handlungen auf verschiedene Akteure innerhalb verschiedener Teilgruppen stabilisierend und legitimierend wirkt.

- die Rolle des Täters bei der Misshandlung nicht auf die primären Pflegepersonen beschränkt ist.

- eine Schädigung des Kindes auch gegen den eigentlichen Willen der Eltern möglich ist.

1 Notwendigkeit einer klinischen Sozialpsychologie

Dass das MSbP als Gruppenphänomen im Bereich Autismus über ein halbes Jahrhundert innerhalb der Psychologie existieren konnte – und unentdeckt blieb, belegt sehr eindringlich die Notwendigkeit einer zügigen Entwicklung einer systematisch aufgebauten klinischen Sozialpsychologie.

XIII. ANHANG: AUTISMUS ALS VULNERABILITÄT

Unser analytisch geprägtes Denken führt dazu, dass wir Dinge in ihre Bestandteile zerlegen und versuchen, die Eigenschaften des Ganzen anhand seiner Teile zu ergründen. Vygotskij (1993) verdeutlicht die daraus resultierenden Probleme am Beispiel der Analyse der Eigenschaften von Wasser anhand der Eigenschaften seiner Bestandteile – Wasserstoff und Sauerstoff. Es wird deutlich, dass sich die Eigenschaft des Wassers, Feuer zu löschen, nicht aus den Eigenschaften der beiden Bestandteile, die brennen (Wasserstoff), oder einen Brand überhaupt erst ermöglichen (Sauerstoff), erklären lässt.

Im Bereich einer normalen Entwicklung eines Kindes fällt es uns noch relativ leicht, uns die Notwendigkeit eine Wechselwirkung zwischen Kind und Umwelt, sozialer wie auch physikalischer, vorzustellen.

Das Kind entwickelt sich durch das Zusammenwirken seiner eigenen Reifungsprozesse mit der Entwicklung der sozialen Interaktion (Vygotskij 1993).

Kommt es zu einer Störung der Entwicklung des Kindes, fallen wir aber schnell wieder in die analytische Aufteilung zwischen Kind und Umwelt zurück. Und suchen als Folge die Gründe für die gestörte Entwicklung im Kind.

Vygotskij (1993) führt dies am Beispiel eines blinden Kindes aus, dessen Störung nicht „die Blindheit" ist, sondern die daraus resultierende Störung der sozialen Interaktion.

In einer Gruppe von Höhlenmenschen, die nur in ihrer lichtlosen Höhle leben, würde das blinde Kind nicht einmal als blind wahrgenommen.

Erst das Kombination der Einschränkung des Kindes mit der sozialen Umgebung entsteht die Störung – die Störung der sozialen Interaktion. Und erst durch Störung der zur Entwicklung notwendigen sozialen Interaktion, kommt es zur Störung der Entwicklung.

Diese Störung der Entwicklung kann dann wiederum zur Störung der sozialen Interaktion führen und so weiter.

Wie in Schmidt (2015a, 2015b), Schmidt/Ganz (2016), Schmidt/Döhler/Döhler (2017) umfassend dargelegt, bestehen bei Autisten zwei Risiken, dass es zu einer Störung der bewussten sozialen Interaktion kommt.

1. Zum einen fehlt Autisten die unbewusste (!) Gruppenkommunikation.
2. Zum anderen haben Autisten eine Kombination aus Hypersensibilität und Reizfilterschwäche.

Durch beides habe Autisten ein höheres Riskiko für Angst und Stress, die ein „entspanntes Feld" (Hassenstein

1987, Eibl-Eibesfeldt 2004) und damit die Voraussetzung für Spiel und entspannte soziale Kommunikation verhindern. Es kommt zu einer „Störung der soziale Interaktion".

Durch diese Störung wiederum kann es in der Folge zu einer „tiefgreifenden Entwicklungsstörung" kommen.

Geeignete Therapien, so wie die kindzentrierten Ansätze, zielen deshalb auf eine Wiederherstellung der sozialen Interaktion ab, um so die Störung der Entwicklung zu beheben. Hierzu ist im ersten Schritt die Schaffung eines „entspannten Felds" notwendig. In einer Stress und Angst induzierenden Umgebung ist das Kind zumindest am Anfang seiner Entwicklung nicht in der Lage, zu kommunizieren und zu interagieren.

Allerdings führt gerade die Störung der sozialen Kommunikation und Interaktion dazu, dass diese Kinder besonders leicht Opfer von Missbrauch werden.

"Although it is rare for victims of any age to recognize and report to others that they are being subjected to MBP abuse or neglect, those with genuine mental health or developmental impairments are generally more dependent on their caregivers than their healthy peers, and some have significant communication deficits. Such students are highly vulnerable to victimization and less able to identify and report it (Randall & Parker, 1997)."
[Schreier et al. 2018]

LITERATURVERZEICHNIS

autismus Deutschland e.V. (2016): Einschätzung des wissenschaftlichen Beirates des Verbandes „Autismus Deutschland e. V." zur „Stellungnahme gegen ABA" des Vereinsvorstandes Regionalverband Autismus Mittelfranken e.v. Autismus Deutschland, zuletzt geprüft am 16.05.2016.

autismus Deutschland e.V. (2020): Positionspapier „Zur Notwendigkeit einer autismusspezifischen Frühtherapie". Unter Mitarbeit von Prof. Dr. Dr. Kai Vogeley, Prof. Dr. Matthias Dalferth, Prof. Dr. med. Matthias Dose, Prof. Dr. med. Dipl. theol. Christine M. Freitag, Prof. Dr. phil. Inge Kamp-Becker, Claus Lechmann et al. Online verfügbar unter https://www.autismus.de/fileadmin/RECHT_UND_GESELLSCHAFT/Positionspapier_Fruehtherapie19.05.2020.pdf, zuletzt aktualisiert am 24.09.2020.

autismus Mittelfranken e.V. (2016): Stellungnahme gegen ABA, zuletzt geprüft am 16.05.2016.

Ayoub, Catherine C.; Schreier, Herbert A.; Keller, Carol (2002): Munchausen by proxy: presentations in special education. In: *Child maltreatment* 7 (2), S. 149–159. DOI: 10.1177/1077559502007002007.

Barrett, Stephen (2020): A Critical Look at Defeat Autism Now! and the "DAN! Protocol" | Quackwatch. Online verfügbar unter https://quackwatch.org/consumer-education/nonrecorg/dan/, zuletzt aktualisiert am 24.09.2020, zuletzt geprüft am 24.09.2020.

Bettelheim, Bruno (1983): Die Geburt des Selbst. The Empty Fortress. Erfolgreiche Therapie autistischer Kinder

Davis, Paul; Murtagh, Una; Glaser, Danya (2019): 40 years of fabricated or induced illness (FII): where next for paediatricians? Paper 1: epidemiology and definition of FII. In: *Archives of disease in childhood* 104 (2), S. 110–114. DOI: 10.1136/archdischild-2017-314319.

Eibl-Eibesfeldt, Irenäus (2004): Die Biologie des menschlichen Verhaltens. Grundriss der Humanethologie. 5. Aufl., genehmigte Sonderausg. Vierkirchen-Pasenbach: Blank-Media.

Feldman, M. D. (1994): Denial in Munchausen syndrome by proxy: the consulting psychiatrist's dilemma. In: *International journal of psychiatry in medicine* 24 (2), S. 121–128. DOI: 10.2190/1B42-9RD9-H1PE-7UVF.

Flaherty, Emalee G.; Macmillan, Harriet L. (2013): Caregiver-fabricated illness in a child: a manifestation of child maltreatment. In: *Pediatrics* 132 (3), S. 590–597. DOI: 10.1542/peds.2013-2045.

Frye, Ellen M.; Feldman, Marc D. (2012): Factitious Disorder by Proxy in Educational Settings: A Review. In: *Educ Psychol Rev* 24 (1), S. 47–61. DOI: 10.1007/s10648-011-9180-9.

Ganz, Andreas; Schmidt, Bernhard J. (2016): Klartext kompakt. Frühkindlicher Autismus: Verstehen = Helfen. 1. Auflage. Norderstedt: Books on Demand (Klartext kompakt, 8).

Hassenstein, Bernhard (1987): Verhaltensbiologie des Kindes. 4., überarb. und erw. Aufl. München: Piper.

Hirvikoski, Tatja; Mittendorfer-Rutz, Ellenor; Boman, Marcus; Larsson, Henrik; Lichtenstein, Paul; Bölte, Sven (2016): Premature mortality in autism spectrum disorder. In: *The British journal of psychiatry : the journal of mental science* 208 (3), S. 232–238. DOI: 10.1192/bjp.bp.114.160192.

Levy, David M. (1950): Maternal Overprotection. 4. Aufl. New York: Columbia University Press.

Majda, Katarzyna; Dudzik, Katarzyna; Jarząbkowska, Angelika; Łakomska, Oliwia (2019): Munchausen syndrome by proxy. Causes, signs and treatment. DOI: 10.5281/zenodo.3408272.

Meadow, Roy (1977): MUNCHAUSEN SYNDROME BY PROXY THE HINTERLAND OF CHILD ABUSE. In: *The Lancet* 310 (8033), S. 343–345. DOI: 10.1016/S0140-6736(77)91497-0.

Pangborn, Jon; Baker, Sidney M. (2005): Autism. Effective biomedical treatments : have we done everyting we can for this child? : individuality in an autism epidemic. Boston DAN! April 2005 ed. Boston

Randall, Pete; Parker, Jon (1997): Factitious Disorder by Proxy and the Abuse of a Child with Autism. In: *Educational Psychology in Practice* 13 (1), S. 39–45. DOI: 10.1080/0266736970130108.

Rimland, Bernard (1964): Infantile Autism. The syndrome and its implications for a neural theory of behavior. (New York:) Appleton-Century-Crofts ((The Century Psychology Series), 1962)).

Schmidt, Bernhard J. (2015a): Autist und Gesellschaft - Ein zorniger Perspektivenwechsel. Band 1: Autismus verstehen. Norderstedt: Books on Demand

- (2015b): Autist und Gesellschaft - Ein zorniger Perspektiven-wechsel. Band 2: Hilfen für Autisten? 1. Aufl. Norderstedt: Books on Demand

- (2016): Autismus. Wenn Händewaschen hilft. 1. Auflage. Norderstedt: Books on Demand.

- (2017a): Autismus. Und vorgetäuschte Hilfe. 1. Auflage. Norderstedt: Books on Demand.

- (2017b): Autismus und der Kühlschrankmutter Mythos. Eine Rehabilitierung Bruno Bettelheims. 1. Auflage. Norderstedt: Books on Demand (Beiträge zur Wissenschaftspsychologie, 3).

- (2018): BauSÄTZE: Frames - als Be-Deutungs-Rahmen. Beiträge zur Wissens(chafts)-Psychologie. 1. Auflage. Norderstedt: BoD

- (2019): BauSÄTZE: Begriffe - Gedanken - Hypothesen - Theorien II. Beiträge zur Wissens(chafts)-Psychologie. 1. Auflage. Norderstedt: BoD

- (2020): AUTISMUS - BLAMING THE PARENTS. Forschung zwischen Dogma und Tabu.: Books on Demand.

Schmidt, Bernhard J.; Döhler, Christiane; Döhler, Deniz (2017): Autismus - Sexualität - Partnerschaft. 1. Auflage. Norderstedt: Books on Demand (Beiträge zur klinischen Sozialpsychologie, 6).

Schmidt, Bernhard J.; Ganz, Andreas (2016): Klartext kompakt. Das Asperger Syndrom - nicht nur für Psychotherapeuten. 1. Auflage. Norderstedt: Books on Demand (Klartext kompakt, 6).

- (2017): Symbiotischer Narzissmus als Gruppenphänomen. Norderstedt: Books on Demand (Beiträge zur klinischen Sozialpsychologie, 5).

Schreier, H. A. (2000): Factitious disorder by proxy in which the presenting problem is behavioral or psychiatric. In: *Journal of the American Academy of Child and Adolescent Psychiatry* 39 (5), S. 668–670. DOI: 10.1097/00004583-200005000-00022.

Schreier, Herbert A.; Bursch, Brenda (2018): Munchausen by Proxy in Educational and Mental Health Settings. In: *ADVISOR*, S. 61–65. Online verfügbar unter http://ican4kids.org/Nexus/Claudia%20Wang.pdf.

Sheridan, Mary S. (2003): The deceit continues: an updated literature review of Munchausen Syndrome by Proxy. In: *Child Abuse & Neglect* 27 (4), S. 431–451. DOI: 10.1016/S0145-2134(03)00030-9.

Tinbergen, Nikolaas (1974): Ethology and Stress Diseases. In: *Science* 185 (4145), S. 20–27. Online verfügbar unter http://www.jstor.org/stable/1738611.

Tinbergen, Niko; Tinbergen, Elisabeth A. (1983): "Autistic" children. New hope for a cure. London: Allen & Unwin.

Vllasaliu, Leonora (2016): Autismus-Spektrum-Störungen im Kindes-, Jugend- und Erwachsenenalter. Interdisziplinäre S3-Leitlinie der DGKJP und der DGPPN sowie der beteiligten Fachgesellschaften, Berufsverbände und Patientenorganisationen, zuletzt geprüft am 24.09.2020.

Vygotskij, Lev Semenovič (1993): The fundamentals of defectology. . New York: Plenum Press (The collected works of L. S. Vygotsky, 2).

Vygotskij, Lev Semenovič; Bruner, Jerome S. (1987): Problems of general psychology. Including the volume "Thinking and speech". New York: Plenum Press (The collected works of L. S. Vygotsky, 1).

Vygotskij, Lev Semenovič; Cole, Michael (1981): Mind in society. The development of higher psychological processes. [Nachdr.]. Cambridge, Mass.: Harvard Univ. Press.

Vygotskij, Lev Semenovič; Ratner, Carl (1998): Child psychology. New York: Plenum Press (The collected works of L. S. Vygotsky, 5).

Warner, J. O.; Hathaway, M. J. (1984): Allergic form of Meadow's syndrome (Munchausen by proxy). In: *Archives of disease in childhood* 59 (2), S. 151–156. DOI: 10.1136/adc.59.2.151.

Waterhouse, Lynn H. (Hg.) (2013): Rethinking autism. Variation and complexity. 1st ed. London, Waltham, MA: Academic Press.

Waterhouse, Lynn; London, Eric; Gillberg, Christopher (2016): ASD Validity. In: *Rev J Autism Dev Disord* 3 (4), S. 302–329. DOI: 10.1007/s40489-016-0085-x.

West, Charles Kenyon (1981): The social and psychological distortion of information. Charles K. West. Chicago: Nelson-Hall.

Wetherell, Margaret (Hg.) (1996): Identities, groups and social issues. London: SAGE (Social psychology, 3).

Wing, John K. (Hg.) (1966): Early childhood autism. Clinical, educational and social aspects. 1. ed. Oxford: Pergamon Pr.

Wing, L. (Hg.) (1976): Early childhood autism. Clinical, educational and social aspects. 2nd ed. Oxford, New York, Oxford: Pergamon Press (Pergamon international library of science, technology, engineering and social studies).

Zarankiewicz, Natalia; Zielińska, Martyna; Kosz, Katarzyna; Kuchnicka, Aleksandra; Siedlecki, Wojciech; Książek, Katarzyna; Mojsym Korybska, Sylwia (2019): The art of cheating medical staff - Munchausen Syndrome by Proxy. DOI: 10.5281/zenodo.3358650.